老年髋部骨折
中西医结合精准治疗与管理

LAONIAN KUANBU GUZHE
ZHONGXIYI JIEHE JINGZHUN ZHILIAO YU GUANLI

苏瑞鉴　黄有荣　主编

广西科学技术出版社

图书在版编目（CIP）数据

老年髋部骨折中西医结合精准治疗与管理 / 苏瑞鉴，
黄有荣主编 . —南宁：广西科学技术出版社，2019.7（2024.1 重印）
ISBN 978-7-5551-0770-5

Ⅰ . ①老… Ⅱ . ①苏… ②黄… Ⅲ . ①老年人—髋骨
—骨折—中西医结合疗法 Ⅳ . ① R683.305

中国版本图书馆 CIP 数据核字（2019）第 126441 号

老年髋部骨折中西医结合精准治疗与管理

苏瑞鉴 黄有荣 主编

策划编辑：罗煜涛　　　　　　　　　装帧设计：韦宇星
责任编辑：李　媛　梁诗雨　　　　　责任印制：韦文印
责任校对：陈剑平

出 版 人：卢培钊
出版发行：广西科学技术出版社
社　　址：广西南宁市东葛路 66 号　　邮政编码：530023
网　　址：http://www.gxkjs.com
印　　刷：北京虎彩文化传播有限公司

开　　本：787mm×1092mm　1/16
字　　数：200 千字　　　　　　　　印　　张：12.5　插页：4 页
版　　次：2019 年 7 月第 1 版
印　　次：2024 年 1 月第 2 次印刷
书　　号：ISBN 978-7-5551-0770-5
定　　价：68.00 元

《老年髋部骨折中西医结合精准治疗与管理》
编委会

主编简介

▼

苏瑞鉴

广西贵港市中西医结合骨科医院党委委员，硕士研究生，创伤骨科主任，主任医师。

现为广西中医药学会骨伤科专业委员会常务委员，广西医师协会第一届血管外科医师分会专业委员会委员，广西医师协会第一届烧伤整形外科医师分会专业委员会委员。主要从事创伤骨科、显微外科、手足外科、修复重建外科临床诊疗

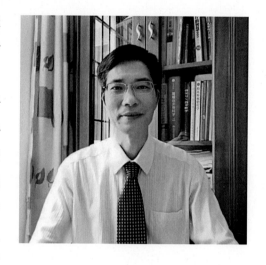

工作，在国内率先开展了带旋髂深血管髂骨游离皮瓣移植重建内踝和皮肤缺损伤、桡骨远端截骨带蒂反转腕关节重建和腕背侧双叶皮瓣修复腕关节重度畸形等技术，在广西首先开展利用"T"形掌背皮神经穿支蒂皮瓣修复手指环形皮肤缺损伤，利用外固定支架转换内固定微创技术分期治疗复杂性胫腓骨骨折，应用骨密度对髋部骨折和骨质疏松症的风险评估进行预测，并通过微创技术 PFNA 内固定和中西医结合治疗老年股骨粗隆间骨折。

主持的科研项目获广西壮族自治区科学技术研究成果奖 3 项，广西医药卫生适宜技术推广奖二等奖 2 项、三等奖 2 项，贵港市科学技术进步奖一等奖 2 项、二等奖 3 项、三等奖 2 项，发表医学论文 40 多篇。

黄有荣

广西中医药大学附属瑞康医院骨科主任医师，教授，骨科顾问，荣誉主任。广西名中医，第五批全国老中医药专家学术经验继承工作指导老师，第二届全国"中医骨伤名师"，广西中医骨伤科专业委员会名誉主任委员，广西国际手法医学协会理事长，世界手法医学联合会执行主席。

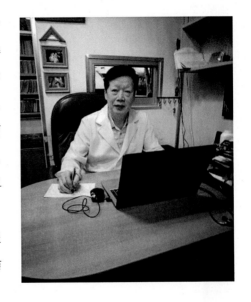

曾任广西中医药大学附属瑞康医院副院长，广西中医药大学中西医结合研究所所长、骨伤科学科带头人、大骨科主任，广西壮族自治区医疗卫生重点学科骨伤学科带头人和学术带头人。

主持和参与国家级、省部级科研课题5项，厅局级2项；相关成果获广西科学技术进步奖二等奖1项，广西医药卫生适宜技术推广奖一等奖2项、二等奖1项、三等奖3项；获国家专利1项；主编学术著作1部，副主编学术著作4部、研究生教材1部；作为主导师培养国内外骨伤学科硕士研究生67人。

多次应邀赴香港地区，以及俄罗斯、新加坡、马来西亚、越南、美国等国家讲学或进行学术交流。

序

中医学强调"辨证施治",实质含义就是"精确治疗"。早在 21 世纪初,我国医学界就已经认识到医学治疗需要"精准",并于 2006 年首先提出了"精准外科"的概念,得到了国内外医学界的认可,后被引用到肿瘤放疗等部分医学领域。美国医学界在 2011 年首次提出了"精准医学"的概念,为患者提供个性化诊断、医疗决策、药物使用、治疗及预后,从而改善患者的生活质量。

精准医学又称为"个性化医疗",它是一种医疗模式。中国科学家对精准医学的定义如下:集合现代科技手段与传统医学方法,科学认知人体机能和疾病本质,属以最有效、最安全、最经济的医疗服务获取个体和社会健康效益最大化的新型医学范畴。它强调治疗时考虑个人的基因变化、环境影响、生活方式等。

我国传统医学也蕴含了朴素而深刻的精准医学理念,中医理论博大精深,其中的辨证施治、同病异治、异病同治等理论即是典型的精准医学理念。传统中医学中的阴阳平衡理论就考虑到了患者的性别、体外环境和体内环境等系统性因素,既具有疾病治疗的系统性观念,又具有疾病大环境和微环境概念。辨证施治、同病异治、异病同治均与精准治疗有着异曲同工之妙。

随着社会的发展,老年人逐渐增多,老年髋部骨折的发生率也逐渐增加。由于老年人多伴有基础病、合并症,老年髋部骨折的严重性给治疗与康复带来较大的难度，因此根据不同患者的特点制订不同的治疗方案，这就是"个性化医疗"。我的学生苏瑞鉴医师与黄有荣医师从事中西医骨伤临床医疗、教学、科研工作数十年，有着丰富的临床经验。他们将传统医学理论、疗法与现代科学技术结合，提出了老年髋部骨折的精准治疗与管理方案，这对老年人髋部骨折的治疗及康复是很有指导意义的。

《老年髋部骨折中西医结合精准治疗与管理》一书的出版，中西合璧，为民除疾。乐以为序。

国医大师
广西中医药大学终身教授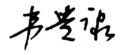

前　言

在医疗管理上，精准医学理念应纳入医疗管理全过程的各个环节和细节中，由传统医疗的疾病预防、诊断、治疗向精准医学的预防、诊断、治疗、康复思维模式转变。医疗精准管理体现在预防、诊断、治疗、康复医疗的全过程中，做到强化内涵发展、优化学科布局、发展信息技术和健全创新机制。2015年2月，习近平总书记批示科学技术部和国家卫生和计划生育委员会（现国家卫生健康委员会），要求成立中国精准医疗战略专家组。随后国家主管部门召开了精准医学战略专家会议，将精准医学纳入"十三五"重大科技计划。为此，我们组建了科研攻关团队，并与广西中医药大学附属瑞康医院科研团队合作，积极探索精准治疗与管理在老年髋部骨折的应用，同时编撰了《老年髋部骨折中西医结合精准治疗与管理》一书，希望通过我们的实践经验和心得，与读者分享，为精准医学在骨科的发展和应用起到抛砖引玉的作用。

本书介绍了精准医学和精准管理的发展、精准医学和精准管理的关系，论述了精准治疗与管理在老年髋部骨折中的方法和应用。其中，重点介绍老年髋部骨折的预防及其危险因素，老年髋部骨折围手术期管理内容，老年髋部骨折精准诊断，术前、术后精准评估方法，精准手术的具体步骤，术后精准康复管理，以及出院后的精准预防措施，等等。希望本书能给骨科医生深入了解精准医学在老年髋部骨折及临床骨科病种的应用和发展提供一些有益的帮助。

由于编者认识程度不足和水平局限，难免存在疏漏和不成熟之处，诚请广大读者提出宝贵意见和建议。

编者

目 录

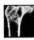

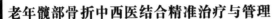

第一章 概 论

第一节 精准医疗与治疗概述

一、精准医学与精准治疗的概念

20世纪70年代后期，科学家首次提出了个性化治疗（Personalized Medicine）的理念，随着21世纪初人类基因组计划的完成、大规模生物数据库的建立（如人类基因组测序）、高通量组学的发展（如蛋白质组学、代谢组学等）、各种检测手段的兴起及计算和分析大规模数据的发展，精准治疗得到了飞速发展。早在21世纪初，中国就已经认识到医学治疗需要"精准"，并于2006年首先提出了"精准外科"的概念，得到了国内外医学界的认可，随后"精准治疗"被引用到肿瘤放疗、妇科等医学领域，进而提出精准治疗的概念：以个体化医疗为基础，应用基因组学、蛋白质组学等相关技术，对大样本人群和特定疾病类型进行生物标记物的分析与鉴定，最终实现对疾病和特定患者进行个体化的精确治疗，同时融入人文、伦理、经济、社会等知识元素，达到医源性损害最小、医疗耗费最少、疗效最佳的目的。

当前，我国医疗支出占比较少、医疗资源分布不均、相关法律和善后机制滞后，以及我国人口数量庞大、发病病种多、慢性病高发和人口老龄化加剧，我国不仅加大了医疗投入，尤其是重大疾病的医疗投入，而且对于医疗技术的发展如基因检测技术也提供了宽松的政策和研发技术的支持。我国政府不仅对"精准医疗"给予高度重视，还及时根据实际情况进行了相关部署。国家主管部门召开了精准医学战略专家会议，将精准医学（Precision Medicine）纳入"十三五"重大科技计划，发布了第一批肿瘤诊断与治疗项目高通量基因测序技术临床试点单位名单，以及《药物代谢酶和药物作用靶点基因检测技术指南（试行）》和《肿瘤个体化治疗检测技术指南（试行）》。以上这些迅速的反应与组织工作，为精准医学在我国的迅速发展发挥了积极

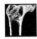

引导的作用。

美国医学界在 2011 年首次提出了"精准医学"的概念，即美国国立卫生研究院（National Institute of Health，NIH）给精准医学下的定义：精准医学是一种建立在了解个体基因、环境及生活方式基础上的新的疾病治疗和预防方法。美国精准医疗计划的产生，一方面是由于美国医疗成本的不断上涨；另一方面是由于医疗科技的发展，主要包括大规模生物数据库的建设、基因测序能力的提升和测序成本的下降以及大数据计算分析手段的提高。从人类基因组计划到肿瘤基因组计划等多个大型基因组研究计划，再到精准医疗计划，美国在按照既定目标一步一步地向"精准医疗"迈进，目的是实现上述技术在肿瘤防治领域的应用，继而扩展到与健康相关的所有领域中。

精准医学是一个生物医学医疗保健战略，是要为患者提供个性化诊断、医疗决策、药物治疗、治疗及预后，从而改善患者的生活质量。精准医学又称为"个性化医疗"，是一种以个人基因组信息为基础，结合蛋白质组、代谢组等相关内环境信息，为患者量身设计出最佳治疗方案，以期达到治疗效果最大化和副作用最小化的定制医疗模式。并根据疾病的生物机制和预后，患者对疾病的易感性、对治疗的反应等分类成不同亚群。在"2015 年清华大学精准医学论坛"上，中国科学家对精准医学的定义是：集合现代科技手段与传统医学方法，科学认知人体机能和疾病本质，以最有效、最安全、最经济的医疗服务获取个体和社会健康效益最大化的新型医学范畴。它强调在治疗时考虑个人的基因变化、环境影响、生活方式等，基于患者遗传信息的诊断测试，结合其他分子或细胞的分析结果，再针对性地选择最佳的疗法，从个性化治疗到精准治疗。

二、精准医学的现状

（一）精准医学的发展

最早的个性化医疗理念的提出和实施，归功于医学领域的基因组学的突破。1999 年 12 月初，英国的 *Nature* 杂志刊登了 Dunham 等 216 位科学家联合署名的关于人 22 号染色体 DNA 序列的学术论文。这是人类基因组计划实施以来，在 DNA 大规模测序上的一项突破性进展，是最终完成人类全基因组序列测定的一个重要里程碑。由此，关于结合个体的基因信息进行诊断和治疗的成功案例逐渐增多。1997 年，*Nature Biotechnology* 载文称，基因组学的进展为"新一代个性化医疗"打下基础。自此，"个性化医疗"成为人类畅想医疗模式从"对症下药"转变为根据个体差异"量身定做"预测、诊断和治疗的方式。这个转变主要得益于基因组学和信息技术的发展，以及对用户进行的医疗服务和产品营销。2001 年，在上海国际生物技术和医药研讨会上，中国军事医学科学院王升启教授描述了医学发展的美妙前景：每个患者都有一张"基因卡"，医生刷卡识别信息，对人对症。基因卡的核心技术就是生物基因芯片。

精准医疗由个性化医疗的概念进化而来，个性化医疗又有狭义和广义之分。狭义的个性化医疗是指根据患者身体特征，特别是疾病特征如基因构成或正在表达的蛋白质，选择适当的药物进行个性化治疗。但个性化医疗所关注的疾病治疗和预防的核心并不完全正确。例如，个性化医疗只关注个体情况，而事实上，当前的药物越来越趋向于精确面向患有特定疾病的大量患者中的少量特定人群，这部分人群有相同的分子问题（患有相同的疾病），同时，在分子层面问题上也保持一致。广义的个性化医疗包含 6 维概念，即疾病（D1）、环境（D2）、基因（D3）、药物治疗（D4）、医疗保健（D5）和信息（D6）。通常疾病发展、环境（微生物）和基因表达整合成了一个概念性个体化空间。但上述个性化医疗包含的 6 维概念之间存在相互联系和相互影响，如针对某个体的医疗保健（D5）服务，若要明确其是否可能是一个 HIV 病毒感染者，首先涉及疾病（D1）和环境（D2），然后考虑在应用阿巴卡韦（Abacavir，抗病毒药，D1，D4）治疗前是否应该进行主要组织相容性抗原复合物（MHC）分型（D1，D3），最后还要考虑是否提供相应的信息指南（D6）。因此，不难看出，个性化医疗保健涉及一个相互联系的 6 维概念网络空间。

精准医学的基础是药物基因组学（Pharmacogenomics）的发展，精准医学可用于创建更新奇、更安全的疗法，改变患者异常的基因融合和突变、甲基化或乙酰化作用、畸变和变异或蛋白过度表达。精准医学可基于人类遗传学和基因组学、下一代基因测序、信号路径、基因交互和网络、分子的监管和控制机制等方面创建更新奇、更安全的疗法。精准医学的新意体现在生物医学新技术对许多疾病有更深入的理解，表现为进一步提高治疗的有效性，

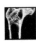
降低不必要的药物的副作用，节约医疗的费用，通过基因测序技术可以预测未来可能会患有哪些疾病，从而更好地进行预防。如此，患者一旦患上了某种疾病，可以进行早期诊断，诊断后用药的靶向性也更强，患者将得到最合适的治疗和药物，并在最佳剂量和最小副作用及最精准用药时间的前提下用药，疾病的护理和愈后效果也将得到准确的指导和评估。

生物技术尤其是基因测序技术的飞速发展，为精准医学的发展创造了条件。目前，基因诊断和治疗的技术都取得了很大突破。根据基因测序所进行的个性化诊断，目的是把 DNA 序列与疾病或体征联系起来，一方面要求 DNA 测序更快更准确，成本足够低；另一方面要求找到生物信息和疾病的联系。目前最先进的测序仪已经实现了高通量测序，使一个全基因组得到快速测序，且成本明显降低，这使基因测序技术广泛应用于临床成为可能。许多基因突变和疾病的相关性研究已取得突破，并且表明了人类的很多疾病都直接或间接与基因有关。

（二）国内外精准医疗的发展

2011 年，美国国家科学院的研究人员发布了题为《走向精准医学：建立生物医学知识网络和疾病的新分类》的报告，提出了"精准医疗"的概念，并提出"新分类学"，将在传统的疾病症候之外通过潜在的分子以及其他因素来区分疾病，并提出建立新的数据网络，将患者治疗过程中的临床数据和生物医学研究结合起来。2015 年 1 月，美国总统奥巴马宣布启动"精准医疗计划"（Precision Medicine Initiative，PMI），并为精准医疗计划制订了短期和长期的目标。短期目标是为癌症找到更多更好的治疗手段，长期目标则是为实现多种疾病的个性化治疗提供有价值的信息。美国国立卫生研究院计划收集包括美国各地的 1 万多名志愿者的基因数据、生物样品和其他健康信息，通过分析大范围数据来更好地预测疾病风险，了解疾病是如何发生的，并提出改进诊断和治疗的策略。美国国立卫生研究院、美国食品药品监督管理局（FDA）、美国国家医疗信息技术协调办公室（ONC）等机构资助这方面的科学研究与创新发展。

在英国，政府创新中心推出一个"精密医学弹射器"计划，旨在加快精密医学的发展，并于 2015 年 10 月 26 日宣布将建立剑桥总部、北英格拉、北爱尔兰、苏格兰、威尔士、南英格兰等 6 个"精密医学弹射器"中心，每个中心将作为英国的整体网络内的区域精密医学活动枢纽，在剑桥总部进行统筹，以更精确地了解疾病，以及寻找可预测的、更安全的、成本低效益高的治疗方法。

在我国，精准医学发展尚处于起步阶段。2009年，罗氏诊断（亚太区）与山东盖洛病毒学研究所合作成立了中国首家"个性化基因诊断中心"。2014年，我国开设了二代DNA测序试点实验室，开放了无创产前诊断、遗传病、肿瘤等方面的基因组学诊断，加大了造血干细胞移植、基因芯片诊断、免疫细胞治疗等第三类医疗技术的临床应用。2015年3月，国家发布了第一批肿瘤诊断与治疗项目高通量基因测序技术临床试点单位名单。同月，科技部召开国家首次精准医学战略专家会议，会议提出计划在2030年前，国家将在精准医疗领域投入600亿元。"十三五"期间，启动了"精准医疗重点科技研发计划"，并选择性地在全国各个具备条件和优势的医院和社区内建设示范中心。目前，中国精准医学的发展已具有了一定的基础，以高发病诊断为例，结核病菌快速诊断、结核耐药研究、乙肝耐药检测、宫颈癌诊断、不明原因发热或腹泻以及细菌耐性诊断等方面的研究已经走在了世界的前列。

（三）精准医疗面临的困难和挑战

但目前，精准医疗的发展也面临着许多困难和挑战。

第一，对疾病认识不足。在疾病的认识上，精准医疗的困难主要在于不了解分子机理，或缺乏对某些疾病有关的分子标记。事实上，精准医疗的实质包括两方面，即精准诊断和精准治疗。在精准诊断方面，对人的了解需要深入到基因多态性的层面，而对疾病的了解则必须深入到体细胞突变，这些都离不开基因测序。然而，在形成精准的诊断后，还需要精准的靶向治疗，比如分子靶向药物、抗体药物和抗体偶联药物等。因此，精准医疗在很多层面上的医疗技术的提高，不仅限于"基因测序"，还限于医疗操作技术的发展，以及对患者生活方式和生活环境认知程度的提高等。某些潜在疾病的患者容易受到歧视，统一的行业标准规范缺乏，等等，这些因素都在一定程度上制约着精准医疗走进普通人的生活。

第二，在组学测量中存在一定的困难。到目前为止，人类自身的遗传密码只能被读懂其中的3%（即编码蛋白质的部分），尚有97%还没有被读懂。另外，对数据分析还不够，样品量少。比如肝癌研究，我们需要肝癌的病例，对于特定分型的肿瘤，能搜集两三百个样品就已经很不错了，但是数学体系需要建模，就需要上千甚至上万的样本数量，只有几百个样品是不能建模的。

第三，开发药物存在困难。如今，虽然我们已经进入了精密医学的时代，也有了一些对应关键的致癌驱动因子的抗癌药物，开发研究靶向药物可以说是今天癌症医学最重要的挑战，但是现在很多靶点还没有可用的药物，罕见的分子亚群需要开发高选择的靶向药物，这是制药的重大挑战。成功治疗癌症的一个主要障碍是耐药性。耐药性的潜在原因有很多：一是癌细胞的表面表达过多 P 糖蛋白会把药物从细胞内移动到细胞外，目前针对 P 糖蛋白的抑制药物已经研发到了第三代，但还没有获得很好的临床效果。二是肿瘤基因变异阻碍信号通路，如机体自身反馈回路的影响、不同信号通路的相互作用、信号通路抑制后发展出的其他逃逸机制等。三是肿瘤细胞凋亡机制有缺陷。未来需要有更多的研究以揭示耐药机制，如从获得的癌症组织发展癌症模型，揭示耐药机制；分析循环血液样本中的肿瘤 DNA 和肿瘤细胞，预测肿瘤的复发；临床试验测试靶向药物的组合，以发现克服抗药性的方法。

第四，治疗研究的成本高。在评估患者肿瘤治疗的研究成本时，不仅要包括测序费用，还要包括其他相关过程的费用，如建立基因数据库、管理分享数据等的费用。目前，在临床试验中往往需要招募来自多个医疗中心的患者才能满足临床试验所需的患者数目，需要跨机构共享数据以提高效率。因此，发展兼容的电子系统，制定公共的数字医疗数据的标准，这些都使得治疗研究成本增高。

第五，国家经济的挑战。以 Ivacaftor（商品名：Kalydeco）为例，该药由 Vertex 制药公司 2012 年获准上市，用于治疗囊性纤维化跨膜转导调节器（CFTR）基因发生了特定的 G551D 突变的年龄大于 6 岁的罕见囊性纤维化（CF）患者，如果使用该药治疗，患者每年的治疗费用约为 30 万美元。由于针对不同基因子类型疾病的药物变得越来越精准，受益于该药的人数也会越来越少。其结果就是虽然开发出来的药物越来越有效，但是所面对的市场空间却越来越小，因为患者数量可能只有几千人，甚至是几百人。与此同时，社会也要接受这样一个现实，那就是每年几万美元，甚至是几十万美元的医药费开支将成为很正常的现象。

第六，隐私和伦理的挑战。在伦理方面，人们通过检测得到基因信息确实可以有助于更好地预防疾病，但同时也会造成一定的心理压力。数据库建立的同时也涉及隐私和伦理方面的问题，如在录入中央数据库的过程中如何保证患者数据的匿名，如何进一步确定规范，如何征得患者同意，如何确定分享的内容范围，患者应该对自身的健康数据享有哪些权利，这种数据是否应该被国际共享，体检结果是否造成保险公司或者是用人单位的歧视，如何保证基因治疗技术的安全性和有效性，如何保证患者的选择权和知情权，如何保证患者信息隐私的保护、医疗保健的费用以及生命伦理问题的安全，等等，这些问题也给精准医学带来了新的挑战。要解决隐私和伦理的问题，应从法律法规及技术两个方面进行思考，提倡研究者及医生的自律，加强法律法规的建设和完善，从技术角度提高基因治疗的安全性，发展基因治疗疗效的评估系统，以期在伦理的规范和引导下，促进基因治疗的健康发展。

三、传统医学与精准医学的关系

（一）中医在精准医学中的作用

我国传统医学也蕴含了朴素而深刻的精准医学理念。中医理论博大精深，其中的辨证施治、同病异治、异病同治等理念即体现典型的精准医学理念。

早在2000多年前，医圣张仲景的《伤寒杂病论》就体现了精准治疗的辨证思维。辨证是运用望、闻、问、切四诊法所获得的客观资料（即征候），用中医理论（三因、四诊、六经、八纲、脏腑、气血等）进行分析，从而提高对疾病病因、病理、病机、病位的认识，同时注意病情的发展趋势与邪正盛衰。施治是在辨证的基础上，根据不同征候而采取不同的治疗方法。遣方用药是根据不同的病因、不同的致病机理、不同的发病部位、不同的疾病阶段施以针对性的治疗措施。所谓同病异治，是指针对同一种疾病，辨证其发病的时间和地点、疾病所处的阶段、患者机体的反应、所表现征候等的不同，施以不同的治疗方法。而异病同治，则是指患者虽然表现为不同的疾病，但是在其疾病发展过程中，存在着相同的病因或出现了相同的征候，因而可以采用同一方法进行治疗。更为可贵的是，传统中医中的阴阳平衡理论考虑到了患者的性别、体外环境和体内环境等系统性因素，既具有疾病治疗的系统性观念，又具有疾病大环境和微环境概念。"辨证施治""同病异治""异病同治"都与精准治疗有着异曲同工之妙。即使在现代精准医学发展的大背

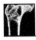

景下，也是非常前沿的诊疗理念。

（二）中医在"治未病"中的作用

精准医学是强调对疾病的预测性、预防性和个性化治疗的 3P 医学模式，是医学发展的终极目的和最高阶段。精准医疗的核心不是治疗，而是"精准"，而中医"个体化"的目标也是为了达到精而准的有效防治。"治未病"一词最早出自《黄帝内经》，《灵枢·顺逆》曰："上工，刺其未生者也；其次，刺其未盛者也；其次，刺其已衰者也。……上工治未病，不治已病，此之谓也。"可见"治未病"是中医治病的重要原则，是中医学重要的防治思想。"治未病"的基本原则包括未病先防、将病先防、既病防变、病后防复，主要在于养护正气或祛邪于未发、未传之时。

目前已有大量研究表明，某些疾病与体质确实存在特定联系。因此，辨识患者体质对中医"治未病"有着重要的临床应用价值，不同体质类型的人体内阴阳、气血盛衰状态和倾向不同，对致病因素的反应及发病的阈值也各不相同。了解人体不同体质类型的患病倾向及异同规律，在辨体论治、辨病论治、辨证论治相结合的思想指导下，构建个体化的中医未病诊疗体系是体现精准预防的重要环节。

基因多态性是个体体质差异的分子学基础，多个基因产物间相互作用的结果是体质特征的根本反映，了解个体疾病易感基因，分析个体的"基因体质"，能更精准地实现疾病的防治。将传统医学与现代医学技术有效结合，可以科学有效地进行体质调摄，从而做到养生防治，实现"精准预防"。如肿瘤、心脑血管疾病、糖尿病等慢性非传染性疾病，可以从出生就通过基因检测并结合家族史来判断是否有患病风险，然后加以预防。利用"治未病"的思想与方法，将会减少患病率，解决患者的健康问题，减轻医疗负担。

（三）中医在落实全民健康管理中的作用

当前我国居民正面临着健康危机，肥胖、高血压、高血脂、糖尿病等慢性病呈现"井喷"态势，慢性病已经成为我国居民死亡的主因，慢性病防治已经成为我国重大的健康问题。数据显示，目前我国约有 3 亿名高血压患者，每年新增高血压病例达 1000 万人，糖尿病患者数量也已过亿，癌症患病率在过去 40 年中增加了一倍。未来 5～10 年，中国需要再增加 5000 万张病床，投入 1.4 万亿元的资金，才能满足病患的增量需求。充分发挥中医辨证施治、科学干预、调动内力预防未病的优势，建立起以中医和现代医学为基础的全面健康管理体系，对居民慢性病和不良生活方式引发的潜在疾病，随时给予科学的干预指导，将全面健康管理纳入社保体系筹管理。引导相关健康管理机构，运用中医循证医学建立起诊疗大数据，为智能精准健康管理打好基础，建立精准"个人和家庭个体化信息""临床信息""遗传信息""代谢产物和微生物检查结果""环境和生活方式"的大数据模型，结合中医传统医学理论在现代医学原则基础上进行个体化精准中医治疗模式，保证居民健康管理防未病的有效实施。

四、精准医疗技术

精准医疗的技术主要包括基因组学类技术、信息类技术等。

（一）基因组学类技术

基因组学类技术是指研究基因组学（Genomics）、蛋白质组学（Proteomics）、代谢组学（Metabonomics）、转录物组学（Transcriptomics）等的技术，主要包括生物芯片技术（Microarray）、第二代测序技术（Next-generation Sequencing，NGS）、Panomics 技术、NanoString 技术等。

1. 生物芯片技术

生物芯片技术是指把生物信息片段或成分打印在支持介质表面的微阵列杂交技术，可以说是产生大数据的首个高通量生物技术。现有的芯片包括 DNA、RNA、蛋白质、糖分子、甲基化、细胞和组织等类型。

2. 第二代测序技术

第二代测序技术是一种能生成高达 500 千兆碱基数据（Gigabase）的大规模平行测序技术。该技术是 TCGA 和 ICGC 绘制完整的人类癌症基因图谱的主要工具，可以检测单核苷酸变异、插入或缺失、拷贝数异常、结构变异、基因融合、甲基化及表达。但第二代测序技术的样品制备过程非常复杂并且生成的序列数据难以处理，为其临床应用带来了许多障碍。

3. Panomics 技术

Panomics 技术是 Luminex 公司研制的后基因组时代技术平台，是在流式细胞技术、ELISA 技术和芯片技术基础上开发出的液相芯片技术平台。它运用 branchNDA 信号放大技术捕获目标 RNA 信号，可进行 3 ～ 80 个基因同时

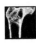

定量分析的大样本验证检测，效果特异、灵敏，可应用于肿瘤诊断、精准治疗和预后评估，尤其为复杂的多因性疾病诊断、制订个性化治疗方案提供了极大的便利。

4. NanoString 技术

NanoString 技术是继生物芯片和第二代测序技术后在基因表达谱分析上展示出强大应用前景的新液相芯片技术。其核心技术是 nCounter 分析系统，是直接对基因表达进行多重计数的全部数字式技术，利用分子条形码和单分子成像来检测及统计每一个反映体系中特定转录本的数量，表现出极高的灵敏度、精确度和重复性。该技术无需使用酶，无需反转录，也不需要做 PCR 扩增，即可进一步减少误差的产生，因此 nCounter 在表达谱定量分析领域具有无可比拟的优势。

（二）信息类技术

精准医疗的信息类技术，归根结底就是知识生物大数据和信息库的建立。精准医疗信息类技术体系包括生物样本库、生物信息学、电子病历和大数据分析技术。其中，三大资源库数据的采集、数据的互联、数据的分享、数据的计算和分析是精准医疗信息类技术要解决的重点，而大数据分析技术则是实现精准医疗的关键。

1. 生物样本库

转化医学研究为精准医疗提供重要的组学数据和临床医学信息，是其重要的组成部分。生物样本库保存并提供人类生物资源及其相关信息，是转化医学研究的重要资源，因此被认为是精准医疗的前提条件之一。通过统计学、分子生物学、计算机科学等领域的方法和软件，结合组学技术，开展队列和疾病研究，分析生物样本库中的生物样本，发现和验证生物标志物，真正体现生物样本的资源保障作用。

2. 生物信息学

生物信息学综合利用统计学、分子生物学、计算机科学，存储和分析生物数据，研究重点包括基因组学、蛋白质组学、蛋白质空间模拟、药物设计等。结合患者信息和实验结果，生物信息学可以发现蛋白质、基因、代谢产物等生物标志物，从而帮助确定药物设计和诊疗方案。

3. 电子病历

生物标志物的发现需要临床数据与患者样本数据相结合。因此，电子病历需要承载整合生物信息数据、临床数据、患者基本信息等信息的功能，从而为基因和分子信息分析及其他数据分析奠定基础。

4. 大数据分析

利用数据挖掘、本体等大数据分析技术方法对医疗云、服务器集群等数字化平台中存储的精准医疗大数据进行转化规约，建立疾病知识共享平台，在大数据库的框架下，寻找疾病的分子基础及驱动因素，重新将疾病分类，实现精准的疾病分类及诊断，并在此基础上，开展循证医学研究，对有相同病因、共同发病机制的患者亚群实现精准评估、治疗及预防。目前，常用的数据挖掘技术有人工神经网络技术、MetaLab、MetaCore 等。

五、精准医学的临床应用

（一）疾病信息的建立

医疗的任务是保障人的健康，医疗体系涉及疾病发生前的预防和高风险人群的疾病筛查，即院前管理、院内患者的诊断和治疗、院后康复等。其中，在院前管理和院内患者诊断治疗阶段，还涉及最为复杂也最为关键的步骤——疾病分型。精准医疗倾向于使用遗传学或生物学手段将疾病在基因或分子水平进行细分，从而得到更精准的治疗方案。因此，院前预处理系统中根据地域、时节、环境、人群特征等流行病学数据建立的医疗信息库，是精准医疗院前管理的重中之重。

利用信息技术对医疗信息库中大量人群的家族病史、特殊习性或嗜好、分子遗传特征等医疗相关信息进行筛选和处理，建立人群及个体的疾病路线预防图，从而提升人群及个人疾病预防的成效，降低发病率，提升整体人群的健康水平。疾病精准诊治信息整合系统分为精准疾病信息诊断管理系统和疾病精准优化治疗管理系统两方面。两者均依赖于诊断和治疗技术的研究及发展，基于大量诊断仪器、分析技术等纯技术因素和循证医学研究、个性化医学理念等研究方法的精准诊断系统，可以为医生提供海量智能的病情数据，帮助其快速、全面、准确地诊断病情，为治疗手段的选择提供决策支持。精准优化治疗管理系统能够帮助医生进行技术、方案、术后及成本等多方面的

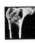

评估，从而得到针对个体患者的最佳精准治疗方案。精准院后康复管理系统是根据患者的预后跟踪随访数据建立起来的，其目的是精确掌握患者个人的康复状况，并提供个性化专业康复指导。

（二）先天性疾病的治疗

世界上第一个正式被批准用于基因治疗的病例是先天性腺苷脱氨酶（ADA）缺乏症。1990 年 9 月，美国 Blaese 博士成功地将正常人的 ADA 基因植入 ADA 缺乏症患者的淋巴结内，完成了首例基因治疗。目前，能够通过基因治疗的遗传疾病还不足百种，包括腺苷脱氨酶（ADA）和嘌呤核苷磷酸化酶（PNP）缺乏症、珠蛋白生成障碍性贫血、血红蛋白病、血友病、其他血浆蛋白缺乏症、苯丙酮尿症和其他先天性代谢缺陷病等一些隐性遗传的单基因遗传病，以及肾小球疾病治疗等。

（三）个性化药物的研发

国外已经有一些成功用药物精准治疗的例子，即药厂为其新药研发"伴侣诊断试剂"。比如，乳腺癌化疗药物 Herceptin（商品名：赫赛汀，又称 Trastuzumab，Genentech Inc. 研制生产）就是一个具有代表性的成功范例。Herceptin 是一个利用基因工程技术研发的人源单克隆抗体，它的研制是基于人表皮细胞生长因子受体蛋白 2（HER–2/neu）的发现。Herceptin 作用于乳腺癌细胞的 HER–2/neu，从而干扰癌细胞的生物学进程，最终致其死亡。Herceptin 仅适宜于 HER–2/neu 过度表达（免疫组化 3＋，或者荧光原位杂交 FISH 阳性）的乳腺癌患者，因此，HER–2/neu 表达水平的检测结果是临床医生制定治疗方案的重要依据。还有抗癌药甲磺酸伊马替尼（Imatinib mesylate，商品名：Gleevac，诺华研发生产）和 Rituximab（商品名：Rituxan，Genentech Inc. 研制生产）都是循着"个性化医疗"的思路研发而成的。Gleevac 是蛋白酪氨酸激酶的抑制剂，它通过抑制 bcr-abl 酪氨酸激酶来达到治疗慢性骨髓型白血病的效果。Rituxan 则是用于治疗 CD20 阳性的 B 细胞非霍奇金淋巴瘤。

（四）疾病检测方法的筛选

目前，约有 2500 种疾病已经有了对应的基因检测方法，并在临床上合法应用，甚至基因检测已成为美国疾病预防的常规手段之一。美国癌症基因组图谱（The Cancer Genome Atlas，TCGA）收集了原发性肿瘤手术中切除的肿瘤组织并进行 NGS 测序，目前已经建立 30 个最常见的癌症类型的资料库。在我国，华大基因等也积极地开发相应的测序仪器和服务，其单细胞测序技术刚刚获得 FDA 专利。除了 DNA 测序，RNA 测序也是未来重要的研究方向，最新的研究表明，前列腺癌患者的 RNA 测序可以帮助诊断和预测哪种治疗方式更适合患者。

基因组测序可以根据特定的分子特性对肿瘤进行分类，识别和定位肿瘤病变表达的路径方式，而不是根据肿瘤组织学或解剖组织起源进行分类，这将是癌症治疗的一个革命。最近的一项研究使用一组标记基因，表明 96% 未确诊原始肿瘤基因组的改变可以被识别，在 85% 的情况下它是一个已知的潜在治疗药物。如甲磺酸伊马替尼，在过去十年里，是慢性骨髓性白血病的针对性药物，而伊马替尼能把上述癌细胞作为目标精准标识。这种基因识别方法对于是否会延长患者寿命、提高患者生活质量尚待确认。家族性高胆固醇血症就是一个很好的例子。美国 Geisinger 健康系统与 Regeneron 遗传学中心、中国国家心血管病中心等均把该病作为一级推荐家庭筛查。筛查和基因检测已被证明可以高度有效地识别家族性高胆固醇血症，是潜在的降低胆固醇、拯救生命的治疗方法。

（五）疾病的预防和治疗

Douglas A.Mata 等学者研究发现，精准医学可以大大帮助诊断男性的健康状况，如前列腺癌（CAP）、良性前列腺增生（BPH）、不孕不育、性腺功能减退（Hypogonadism）、勃起功能障碍（ED）等。精准药物可以促进前列腺癌靶向特异性抗原筛查，协助鉴定治疗前列腺增生症的耐药性及是否需要手术。精准医学培训的临床医生也可以绕过精子提取和体外受精，让患者夫妇知道他们不孕不育的具体原因，以防止后代异常。尽管精准医学在性腺功能减退的管理中所扮演的角色还没有被定义，但它可以用来识别相关的生物标记物与个体患者对治疗的反应，这样可以适当地规范治疗。同时，通过确定遗传多态性，调节反应的药物治疗和帮助进一步的心血管疾病筛查的患者，以改善勃起功能障碍的治疗。

Lujain Alhajji 等学者研究个性化医学与情绪障碍（Personalized Medicine and Mood Disorders），结果表明神经影像学研究和某些认知情感领域是新兴的生物标志物的情绪障碍，可以预测疾病的亚型和响应特定的治疗。

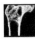

（六）癌症的治疗

1. 图像融合技术的应用

图像融合技术从解剖影像的融合到解剖功能影响的融合，不仅提高了影像学的诊断水平，也为精准放射治疗打下了坚实的基础。乏氧细胞对辐射的抗拒被认为是放射治疗局部不能控制或复发的主要原因之一，用乏氧细胞显像了解肿瘤乏氧情况可指导精准放射治疗方案的制订。

2. 靶向药物的研发和应用

靶向药物以肿瘤细胞分子机制为基础，针对特异性的分子靶点研发药物，对于变异基因、蛋白或者特定的受体和通路，靶向药物比传统的化疗药物疗效好，副作用大大地减少。目前的靶向药物主要有信号转导抑制剂、诱导细胞凋亡的靶向药物、血管生成抑制剂、免疫系统类药物等。常见的有针对癌细胞信号通路的酶或生长因子受体，如单克隆抗体（后缀为 –mab）和酪氨酸激酶抑制剂（后缀为 –nib，替尼）。第一个真正意义的特异靶向药物是 2001 年上市的药物伊马替尼（Imatinib），是一种酪氨酸激酶抑制剂（TKI），主要针对慢性粒白血病患者的融合基因变异，极大地提高了患者的生存率。针对癌症类型和亚型基因开发的有效的治疗药物已经有很多，不少药物在批准上市后还逐渐开发出更多的适应证。乳腺癌药物曲妥珠单抗Trastuzumab（赫赛汀 Herceptin）针对 HER–2 受体，最初适用于乳腺癌晚期治疗，后来发现对于其他 HER–2 阳性的癌症治疗也有效果。吉非替尼（Gefitinib）和厄洛替尼（Erlotinib）能够抑制肺癌患者表皮生长因子（EGFR）酪氨酸激酶（TK）胞内磷酸化。西妥昔单抗（Cetuximab）和帕尼单抗（Panitumumab）针对 EGFR 受体。贝伐单抗针对 VEGF 能阻断血管生成。

目前，研发靶向药物的主要挑战是：癌症基因组也在进化，靶向药物会产生耐药性的问题。靶向药物进一步的发展是抗体偶联药物（Antibody–Drug Conjugates，ADC），即将抗体和毒素连起来。如 Brentuximab vedotin（Adcetris）是一种针对 CD30 导向抗体药物，用于治疗霍奇金淋巴瘤（HL）和全身性间变性大细胞淋巴瘤（sALCL）。Ado–Trastuzumab emtansine（Kadcyla）是在 Herceptin 上连接毒素 DM1，用于 HER2 阳性乳腺癌的二线治疗。但 ADC 药物结构非常复杂，开发需涉及抗体、细胞毒素以及复杂的化学偶联技术，生产工艺和监管难度大于传统的生物药和小分子化学药。

3. 免疫疗法的突破

癌症免疫疗法是近些年的热点，第一个真正应用于癌症的免疫药物是易普利姆玛 Ipilimumab（Yervoy），针对 CTLA-4，激活杀伤性 T 细胞，用于治疗晚期黑色素瘤。PD-1 抗体药物 Opdivo（Nivolumab）激活癌细胞凋亡途径，对于晚期黑色素瘤和非小细胞肺癌等以往无法治愈的疾病有很好的疗效。如今，Yervoy 和 Opdivo 药物联合应用的疗效正在研究中，更多的靶点抑制剂和疫苗将陆续问世。

免疫细胞疗法有 LAK、CIK、DC-CIK、TIL 等。近两年嵌合抗原受体 T 细胞疗法（CAR-T）获得颠覆性的突破。CAR-T 是特异性免疫疗法，从患者血液中分离出 T 细胞，通过外源基因转染技术，把识别肿瘤相关抗原的单链抗体（scFv）和 T 细胞活化序列的融合蛋白表达到 T 细胞表面，scFv 通过跨膜区与 T 细胞内的活化增殖信号域偶联，经回输患者体内后大规模扩增，能够以非 MHC 限制性的模式表现强效的抗癌作用。但该方法的局限性是副作用风险大（如细胞因子释放综合征），且费用非常昂贵。目前国内外都在积极地进行 CAR-T 临床试验。

4. 精准放射治疗和化学治疗

近距离精准放射治疗，是在成像技术的辅助下实现精确定位，或通过 CT 确定肿瘤和周边组织的位置，进行立体三维的放射治疗。如"智能纳米载药"，在荧光图像的引导下通过近红外激光定点、定时、定量地控制肿瘤部位的药物浓度和局部温度，精确控制化学治疗药物的释放。

（七）骨科的治疗应用

骨科治疗以经验医学和循证医学为基础，相对于个体化医疗，更加重视疾病的深度特征以及手术和药物的高度精准性，其操作性和实施性更强，具有前瞻性、精准性、预防性、个体性、微创性、综合性和便利性等特点。骨科精准医疗流程大致为：基因测序寻找治疗靶点，大数据生物技术分析分类，精准外科和药物治疗干预，精准康复疗效跟踪调整，并最终促进精准医疗对骨科疾病进行创新性诊治，以提高诊治效益、缓解患者疼痛、减少经济耗费、优化资源配置。骨科常见病与人群年龄、职业环境、生活习惯、基因特征、地域时节等密切相关。中医的"辨证论治"为骨科精准医疗模式提供了思路。针对患者特点和疾病的不同亚型，进行特异性治疗和个体化康复跟踪随访，建立骨科精准医疗知识网络，可使患者最大限度获益。

1. 在关节外科中的应用

全髋关节置换术导航系统、计算机辅助骨科手术（Computer-Assisted Orthopedic Surgery，CAOS）等利用 X 射线、CT、MRI、PET 等影像信息，合理地进行手术干预，制订个性化手术方案，通过术前计划、运动范围模拟、术中定位和引导实时跟踪，以选择最佳手术入路、减少手术损伤、提高病灶定位精度。根据患者肢体骨骼及软组织的三维形态学信息结合材料学，设计出的个性化人工关节假体更符合人体的生物力学和运动功能，这将有效延长人工关节的使用寿命和提高使用质量，并推动个性化人工关节假体的应用和发展。

2. 在骨折治疗中的应用

胫骨近端、髋部、骨盆等部位骨折解剖结构复杂，手术操作失误易导致神经血管损伤。保护骨的血供，并通过数字化导航技术、计算机辅助技术、3D 打印技术、光固化成形技术（Stereo Lithography Appearance，SLA）、熔融沉积制造技术（Fused Deposition Modeling，FDM）等进行个体化内固定物精准设计，模拟复位和内固定，结合骨折治疗 AO 原则和 BO 理念，指导术中钢板塑形和螺钉精准安放，预估骨折手术效果，并在术后对骨折复位三维重建再评价，将有效缩短手术时间，提升手术的精确性和安全性。内镜辅助骨盆骨折个性化治疗、腹腔镜辅助下腹膜外间隙微创钢板内固定手术、内镜下耻骨支骨折复位后经皮螺钉固定等微创手术也取得了良好效果。此外，针对骨折愈合机制、骨折愈合生物因子、骨创伤修复材料、骨创伤生物力学、脊髓及周围神经损伤基因治疗及干细胞治疗等领域的研究，为患者个体化骨折治疗奠定了坚实的基础。

3. 在运动医学中的应用

随着关节镜技术的进步，以微创关节外科为特征的运动医学精准治疗得到了长足的发展。关节镜下半月板缝合术、半月板切除术等微创精准手术降低了局部创伤及内环境干扰，减少了药物使用量，并缩短了患者的住院时间。无结技术、纳米技术以及激光、射频、聚集超声等高新技术的应用使得关节镜手术进一步微创化。自体软骨细胞移植（Autologous Chondrocyte Implantation，ACI）等组织工程学技术及代谢组学为个体化软骨韧带损伤修复重建提供了方向。新型可吸收缝合锚钉的精准使用有效地提高了个体化腱骨愈合的成功率。关节镜及机器人辅助下进行单髁置换，并根据3D导航参数，准确控制截骨量，提高了手术精度。个体化术后康复采用冲击波治疗，肌肉效贴及富含血小板的血浆（Platelet Rich Plasma，PRP）治疗腱病和软骨损伤等技术，对实现运动医学疾病的精准治疗有重要意义。

4.骨科精准医疗模式的建立

目前我国骨科精准医疗正在实现跨越式发展，骨科精准医疗水平及转化应用领域的核心市场竞争力得到整体提升。为此，我们必须充分整合基因资源和临床标本资源，完善管理和监督，制定配套的法律法规，突破数据共享和监管层面的瓶颈，并根据患者指标进行个体化诊疗方案设计，促进骨科精准医疗的全面、健康发展。

（1）骨科精准医疗新网络的构建

实现骨科精准医疗，需对高通量组学研究数据和患者临床信息进行数据管理，实现高效整合，并通过各种可视化、交互式、图形操作界面，服务骨科医生和患者，全面构建系统性、准确性、前瞻性及个体化的骨科精准医疗知识新网络。

（2）与新兴技术的融合

骨科精准医疗模式从粗放型向集约型、从低效型向高效益的转变，也将推动骨科医疗实现精准目标。当前，互联网、大数据、移动平台、高通量检测、数字化等新技术和医学的快速融合，将不断推动骨科精准医疗的健康发展。

（3）骨科生物样本库的组建

高质量、大数据生物样本库的建立是实现骨科精准医疗的基础。骨科样本库首先要做到规范采集数据，患者知情同意，并实时动态更新，保证高质量；其次，要加强生物样本库建立过程中的伦理审查和隐私安全保护；再次，要以科研规划带动生物样本库资源共享，促进骨科生物样本库的产业发展。

六、精准医学的发展前景

（一）促进癌症研究

随着人类对癌症认识的不断加深，精准医疗的必要性与迫切性已经得到了医疗界和各国政府的广泛重视。其中，表观遗传学倍受关注。表观遗传学

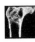

是研究非 DNA 序列变化所致的可遗传的基因表达变化，包括甲基化、乙酰化、磷酸化、泛素化以及蛋白修饰。为促进表观遗传学研究，1999 年英国、德国和法国的科学家成立了人类表观基因组协会，2006 年中国、日本、韩国、新加坡成立了亚洲表观遗传学联盟。2003 年 10 月人类表观基因组协会正式宣布开始实施人类表观基因组计划。未来，表观遗传学方向将继续揭示甲基化调节基因表达的原理，加深我们对癌症的认知与理解。同样，新组学（蛋白质组和代谢组等）可以揭示癌症生物学的其他层面，这对我们进一步理解癌症生物学和药物开发具有重要作用。临床试验数据的整合和标准化将为癌症精准治疗的下一步发展奠定基础。生物学、病理学、计算机等多学科的协作，开发新的分子诊断测试，进一步收集患者测序数据并使其方便共享和搜索，发展基础研究到临床数据的整合网络，建立新的数据统计和风险预测模型，等等，随着各项配套技术的日趋成熟与完善，精准治疗将在癌症治疗中发挥越来越重要的作用。

（二）促进医疗健康体系发展

以往医疗健康体系以诊断治疗为主，如今逐渐转变为以健康保健为主。现代医学都是以患者为对象，以诊断治疗为目的。未来，随着精准医学的发展，通过对大数据的分析，在一个人没有生病的时候，了解他的健康状况，就可以预测他未来健康的发展趋势，届时医疗健康所面对的就不再是患者，而是全民。

（三）推动医药产业发展

精准医学可以推动海量生物样本库和海量数据库的发展，扩大基因组序的数据规模，研发出更多的新药物。同时，我国精准医学发展，将使每年 1000 万～2000 万名的肿瘤患者从中受益，肿瘤个性化用药指导的市场空间将超过 1000 亿元。据预计分析，2015～2020 年全球精准医疗市场规模增速率高达 15%，是普通医药市场的 3～4 倍，到 2020 年全球精准医疗市场规模将突破千亿，达到 1050 亿美元。智研咨询发布的《2018～2024 年我国精准医疗行业深度调研及发展趋势研究报告》中，预计 2025 年我国肿瘤基因测序市场规模将达到 120 亿～480 亿元。

（四）创新研究方向

1.精准防控技术及防控模式的研究

以疾病高发区前瞻性人群及易感人群等为探索模型和试点，建立个体化综合预防模式。

2.分子标志物的发现和应用

通过疾病相关的基因组、表观遗传组、转录组、蛋白质组和代谢组等研究，发现新的疾病特异性的诊断和预后标志物，用于早期疾病的预警、筛查和诊断，指导治疗方案的选择，以及治疗敏感性疾病预后和转归的预测。

3.分子影像学和病理学的精准诊断

精准诊断是精准治疗的基础，包括研发分子标志物为指导的 MRI、CT、超声等多模态图像融合、无创、微创精准诊断技术。

4.临床精准治疗

精准治疗是精准医学的最终目的，结合患者的临床分子分型、个人全面信息、组学、影像学和大数据的分析结果，采取高度个体化和疾病特异性的治疗方案，包括分子靶向治疗、抗体靶向治疗、精准免疫治疗、个体化细胞治疗等。

第二节　精准医学管理概述

一、精准管理的概述

（一）精准管理的发展背景

管理的概念最初是出现在企业的管理中，企业家为了将自己的战略转变为现实，需要将企业生存发展的各个细节落实好，形成了相应的管理理念。基础管理是企业发展的根本，没有这种管理的基本功，企业家就无法把握自己的企业。企业的发展过程，实际上就是企业如何通过提升管理方法，防范各种可能存在的风险的过程。而为了更加有效地防范这些风险，企业需要精准管理。初期的精准化管理是以量化管理为基础，以不断改进为循环，以项

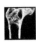

目团队为单元的管理运营系统，从而提高管理、营销效率和结果质量。精准化管理是企业从经验型管理转向规范化管理的最有效体系之一，对于成长型企业的规范化、持续化作用显著。

2006年，我国栾润峰教授首先提出了精准管理的概念，他认为精准管理是将互联网技术、计算机技术、西方科学管理理念和中华管理文化四者紧密结合起来，精确分析人们在组织中共有的行为缺陷，采用信息化工具对这些行为缺陷进行有效规避，很好地分析解决企事业单位管理中普遍存在的问题和现象，有效防范企事业单位管理的各种风险，从而使职工能快乐工作，并实现组织的高效。如何把企业的精准管理与医学管理相结合，是现代医学管理的新挑战。2015年，精准医学的提出进一步促进了医学精准管理理念的形成。

（二）医学精准管理的概述

1. 医学精准管理的定义

医学精准管理包括精和准。精是指本医学知识专业性强，拥有核心竞争力。准是指对疾病能有一个明确的诊疗思维，并能准确找出疾病的治疗关键技术。医学精准管理是指将一切模糊的诊断和治疗确定为一个精准的界限，使之能够实现有序的组织，将一切医学资源的利用最大化，人的积极性最大化，医疗质量最大化，医疗效率最大化。医学精准管理的过程是以医学专业及其核心技术，直接而有效地贯彻到疾病的诊治过程。

因此，医学精准管理是要提出满足患者需求并被其接受的操作概念，建立拥有核心能力、有效率的团队去支持专业科室对病种的管理，并通过明确的目标将疾病治疗具体化，用计划及策略指导该病种未来的治疗方向。医学精准管理要注重疾病的诊断和治疗，管理的本质要求和目标是"对"，即正确，不是对屡次错误一再补救，而是要做到正确，并且是要第一次就做对、做正确。同时，精准管理的核心是"定"，即确定，管理者要先确定再做，对疾病诊疗方案确定不了，定不下来，就不知道是否应该去做，更不清楚应该怎样去做。如果此时就去做，那便是盲目冒险的行动。管理的关键就是对疾病诊疗方案明白了，权衡好了，慎重地确定了，再去付诸行动。

2. 医学精准管理的宗旨

医学精准管理的宗旨是实现医务工作者和患者对医疗行为的认同，确保疾病诊治的高效。科研团队将管理思想通过信息平台落地实现，使管理思想不再是只停留在形式上，而是真正地服务于每一个患者，服务于每一种疾病的诊治。

3. 医学精准管理的要求

医学精准管理的要求是明确对每一种疾病的诊治细节要做到什么程度，同时还要有操作的步骤，做到执行与检查有标准、有依据。

4. 医学精准管理的内涵

医学精准管理就是坚持科学管理的基本思想、基本思路，把提高疾病的管理效率和效益作为基本目标，在疾病管理过程中运用信息技术、计算机技术和数理方法，把疾病的管理手段信息化，并贯穿于治疗疾病的计划、组织、控制、协调等各种管理职能之中，建立科学的、动态的管理机制和考核评价系统，对疾病管理对象进行定量分析和量化管理，真正使疾病管理者做到心中有数。一般所说的"医学精准管理模式"，是指将疾病诊治中的各种情况尽可能地进行量化，并且及时准确地采集和储存信息，进行多方面的统计和分析，以便对疾病诊治中的关键点进行有效调节。由于对疾病的诊治是由许多人组成的，人们的行为和医学文化背景决定了人们对疾病的判断和看法，因此，对疾病实行精准管理必须结合医学文化因素。医学病种的精准管理，就是将计算机技术、网络技术、管理技术与医学文化融合起来，形成一种行之有效的、技术化的、可操作的和具体化的管理模式，并能无限地复制。

5. 医学精准管理的特点

（1）以信息技术为支撑

从医疗理念到疾病的诊治手段实现全面创新，将当代自然科学、社会科学的最新发展成果充分运用到对疾病的医疗实践中，使医疗实效产生质的飞跃。

（2）采用数字方法

将数字方法全方位运用到疾病的诊治中，注重定性诊治和定量诊治。用具体、明确的量化标准，取代笼统、模糊的疾病诊治要求，改变经验式的诊治模式。将量化标准渗透到疾病诊治的各个环节，以量化的数据作为对疾病诊治的依据、分析判断的基础、预后评估的尺度，使模糊的诊治变成明确的诊治。利用量化的数据规范医者的行为，并对疾病诊治进程进行引导、调节、

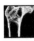

控制，从而及时发现诊治中存在的问题，及时矫正医者的医疗行为。

（3）借助网络技术

通过实时的数据采集和网络的信息传递，彻底改变了数据的生成方式和以往的线性传递模式，缩短了医疗诊治的时间，提高了诊治的反应速度。

二、精准管理和精准医学的关系

医疗精准管理体现在预防、诊断、治疗、康复医疗的全过程，做到强化内涵发展、优化学科布局、发展信息技术和健全创新机制。精准医学是应用现代遗传技术、分子影像技术、生物信息技术等，结合患者的生活环境和临床数据，实现精准的疾病分类及诊断，制订个性化疾病预防和治疗方案的一种医学模式。但现行的精准医学过于偏重利用现代科学技术提高诊断和治疗方案的精准化，对治疗技术手段的精准化还做得不够，导致有人误将"精准医学"等同于"个性化医疗"。而治疗手段本身的精准化，应该是精准医学的重要组成部分。作为一种医学模式，精准医学的精准要体现在预防、诊断、治疗、康复的全过程。医疗诊断手段由传统的视、触、叩、听发展到现代的检验、影像等技术，本身也是一个不断走向精准化的过程。精准医学和传统医学的区别在于，精准医学对疾病犹如精确制导弹，做到精准高效；而传统医学对疾病犹如榴弹炮群，广覆盖，欠精准，疗效不佳。在医疗管理上，"精准医学"的理念应纳入医疗管理全过程的各个环节和各个细节中，引导医务人员由传统医疗的疾病预防、诊断、治疗向精准医学的预防、诊断、治疗思维模式转变。只有这样，疾病的诊疗才更精准、更有效，患者才能获益更多。

三、医学精准管理的发展新趋势

①精准医学时代的医疗行业将更加注重内涵发展。从临床用药来看，"精准医学"时代靶向用药将成为常规。虽然靶向治疗费用昂贵，但是变为常规后相关医疗费用势必大幅降低，通过提高临床用药效能降低医疗费用的无效消耗。在这种情况下，医院的发展模式必然发生深刻的变化。

②医院需要优化学科布局。医院可从学科设置多元化与人才队伍专病化两方面着手优化学科布局，以适应精准医学现代遗传技术和生物信息分析的疾病分类体系建立以及新的疾病分类体系建立等发展趋势，夯实精准医学时

代医疗质量建设的学科基础。

③精准医学发展离不开信息技术的支撑。因此，医院需要构建强大的医疗信息平台，建立完善的信息质量保障机制，提高临床诊疗信息的准确性。

④医院必须不断健全创新机制，激发创新活力。医院在创新诊疗技术的同时必须健全创新机制，畅通由医学研究向临床应用的转化渠道。

四、信息平台在质量管理中的作用

医疗质量是指医疗服务过程、诊疗技术效果及生活质量满足患者预期康复标准的程度。随着信息化技术的深入应用，医院质量管理有了更为强大的助力工具。采用信息化进行全局性管理并使其成为重要的基础设施，逐渐成为大多数医院建设发展的战略选择。当前，以信息技术为支撑的医疗质量管理成为必然路径。随着更多人工智能、传感技术等高科技在医疗行业的深入应用，医疗服务正走向真正意义的智能化，远程医疗、移动医疗、移动查房技术的应用也让医疗服务逐步走进寻常百姓的生活。

（一）实施信息化的策略

①要以医院的信息系统和电子病历为重点。②要以患者为中心，以员工为核心，以群众的健康为管理目标，不仅要主抓疾病管理，还不能疏忽预防、康复等健康管理事项。③借助信息化为医院管理服务提升医疗服务质量，通过管理引导信息化走向，而不是让信息化引导医院的管理走向。

（二）提升信息化需解决的问题

①解决信息孤岛问题。②解决临床业务和管理工作过程中所有环节的信息覆盖问题。③解决外部接口问题。④解决临床信息系统、管理信息系统、服务信息系统三条线的主轴管理全面覆盖的问题，实现全人员、全要素、全过程、全环节覆盖。

（三）医疗质量信息管控体系的建立

采用信息技术手段强化医疗活动事前预警、环节控制，构建一整套科学、规范、长效的医疗质量信息管控体系，将医疗质量安全管理活动常态化、制度化、信息化，在规范医疗行为、提高医疗质量、减少医疗纠纷、确保患者安全等方面均能取得较为理想的效果。

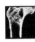

（四）医疗质量管理信息化支持需遵循的原则

①构建完善的临床应用系统，确保患者安全。②构建全面的临床辅诊系统，加强临床支持。③构建医疗质量管理平台，实行全程管控。④构建人性化服务系统，提升服务品质。⑤构建打通孤岛的数据中心，集成利用信息资源。

（五）信息化平台的要求

面对数据的开发与利用，不仅要确保数据来源的真实可靠，还要关注信息的准确性、自动化流程的实现、信息的获取技术、信息之间的关联、信息的多维度利用、信息对管理和决策的支持、质量管理、信息在科研方面的利用等。此外，还要建立统一的数据中心，有效地开展数据收集、数据加工、数据应用三个层面的工作，充分利用医院沉淀的数据，有效地提升医疗质量和分析决策水平。

五、精准管理在骨科中的应用

现代骨科学的一个重要特点是高科技成果在骨科领域的广泛应用，高新医疗技术的临床应用丰富了骨科的诊疗手段，促进了骨科学的发展，同时也引发了诸多的安全隐患。骨科精准管理的产生能有效地提高骨科精准医疗的安全性。

（一）在医疗技术准入和监督管理中的作用

第一类医疗技术由医疗机构自行管理。第二类医疗技术由医疗机构自行管理，省级卫生行政部门事中、事后监管。第三类医疗技术由医疗机构承担主体责任，各级卫生部门事中、事后监管。精准管理将完善组织机构建设，严把技术准入关口，强化临床应用监管，规范技术档案管理，加强技术创新培育。成立骨科医疗技术临床应用管理专业委员会，建立骨科医疗技术评估专家库，同时要设立专门的审核监督机构，依托第三方审核机构开展医疗技术审查评估。

（二）在加速康复骨科中的作用

我国 2007 年开始提出"加速康复外科"的理念。加速康复外科就是集外科精准操作、现代麻醉、优良护理为一体的集成创新成果，堪称外科领域的"航空母舰"。传统围手术期管理要求患者长时间禁饮食、长时间卧床、置入各种导管，患者住院时间长。而加速康复外科汇集外科、麻醉、护理、营养、理疗、行政等资源，强调无痛、无应激、无风险，采用有循证医学证据的一系列围手术期优化处理措施，减少手术患者生理、心理的创伤应激，从而实现患者快速康复、节省医疗费用的效果。

加速康复外科是多学科交叉的概念，是一系列术前、术中、术后措施的综合应用。术前措施包括术前咨询和培训、禁食要求、预防深静脉血栓、预防性抗生素、预防镇痛；术中措施包括体温控制、手术径路/切口、引流、麻醉、体液控制；术后措施包括术后镇痛、早期活动、限制静脉补液量、术后营养支持以及防治恶心、呕吐等。

（三）在骨科麻醉中的作用

麻醉在加速康复骨科中可起到不可估量的作用。加速康复骨科的核心是减少创伤和应激，在这个前提下，骨科医生应尽可能采取微创治疗，麻醉医生则需尽可能地保护患者，减少患者的应激反应。术前，麻醉医生、护士进行评估的同时，需对患者及家属行术前宣教辅导，告知患者可能采取的麻醉方式、手术镇痛措施、各康复阶段可能出现的问题。在围手术期，要求优化麻醉方法，包括在全麻时使用起效快、作用时间短的麻醉剂（如地氟烷、七氟醚）、短效的阿片类药（如瑞芬太尼）等，从而保证患者在麻醉后能快速清醒，有利于其术后的早期活动。而神经阻滞是最有效的术后止痛方法，它可以减少手术引起的神经及内分泌代谢应激反应，术后持续硬膜外止痛24～48 h，有效地减少大手术后的应激反应。再如外周神经阻滞、脊神经阻滞或硬膜外止痛等局部麻醉技术不仅可以有效止痛，而且有利于保护肺功能、减少心血管负担、减少术后肠麻痹。

采取麻醉方法时应该优先采用复合式麻醉技术。这其中很重要的一项措施是麻醉深度监测。它的作用是最大限度地预防术中知晓发生、避免麻醉过深、促进全麻恢复。监测方式分2种，吸入麻醉监测呼吸末麻醉药浓度，静脉麻醉采用脑电双频指数监测麻醉深度。

（四）在骨科预防性镇痛中的作用

预防性镇痛就是过去常说的超前镇痛，是指将控制围手术期疼痛的给药时机提前到手术开始前和手术过程中，达到降低疼痛触发的不良生理反应、减少术后痛觉过敏的目的。术前给予非甾体抗炎药对于围手术镇痛的临床获

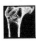

益明显。在术后操作中，应警惕术后镇痛不足的情况。目前，术后镇痛不足的情况普遍存在，主要由应用传统药物、方法或管理不当所致，而要提高术后镇痛的质量，就必须根据手术类型和患者情况、患者疼痛的关注和规范化的管理，实施多模式阶梯性疼痛管理，进行个体化镇痛。

（五）在预防围手术期并发症中的作用

骨科围手术期常见的并发症有心脑血管疾病、消化系统疾病、呼吸系统疾病、泌尿系统疾病等，加强内科并发症的准确管理对加速康复起着决定性的作用。在心脑血管疾病中，因心脑血管硬化，心肌收缩相对减弱，心血管不能适应正常时的应激状态，加上创伤疼痛的刺激、精神紧张，患者有潜在发病的可能，应严密观察患者的血压、脉搏、神志、表情变化等，倾听患者主诉，及时了解病情，发现问题及时处理。在预防消化系统疾病方面，应鼓励患者多按摩腹部，增强肠蠕动，从而预防或减轻腹胀、便秘。另外，应督促患者多饮水，保持饮食均衡，并养成定时排便的习惯，必要时给予缓泻剂。在呼吸系统疾病中，精准指导患者深呼吸、吹气球、做扩胸运动，以增加肺活量。静脉血栓的预防则必须精准指导患者对肢体主动或被动活动，抬高患肢，并经常按摩患肢增加血流，严密观察患肢血液、感觉、运动等情况，重视患者的疼痛主诉，及时发现，早期治疗。

（六）在创伤骨科治疗中的作用

创伤骨科患者病情复杂，尤其是老年患者，常常合并有多种内科疾病。因此，对于骨折患者的处理，除强调个体化治疗外，更重要的是加强围手术期的管理。创伤骨科精准管理应包括手术时机管理、疼痛管理、VTE 管理、快速通道管理、内科疾病管理、骨质疏松管理、康复管理、骨折精准诊断（早期诊断、精准早期分型）和骨折精准治疗（治疗方式的精准选择、术前术后的精准测量评估、术中精准操作、个体化的康复锻炼）。创伤骨科患者通过精准管理，确保了手术的安全，减少了术后并发症，加速了骨折后的康复。

（苏瑞鉴　黄有荣）

参考文献

［1］付文华，钱海利，詹启敏.中国精准医学发展的需求和任务［J］.中国生化药物杂志，
　　2016，4（36）：1-4.

［2］王岩．骨科精准医疗：应用与思考［J］．中华医学杂志，2015，95（31）：2512-2513.

［3］COUNCIL N R. Toward precision medicine：building a knowledge network for biomedical research and a new taxonomy of disease［M］. Washington：The National Academies Press，2011.

［4］KATSNELSON A. Momentum grows to make 'personalized' medicine more 'precise'［J］. Nat Med，2013，19（3）：249.

［5］曾小峰．迈向精准医学［J］．中华医学信息导报，2015，30（15）：11.

［6］FRELINGER J A. Big Data，Big Opportunities，and Big Challenges［J］. J Investig Dermatol Symp Proc，2015，17（2）：33-35.

［7］CLARKE J，WU H C，JAYASINGHE L，et al. Continuous base identification for single-molecule nanopore DNA sequencing［J］. Nature Nanotechnoly，2009，4（4）：265-270.

［8］董家鸿．精准肝脏外科的现代理念与临床实践［J］．中华消化外科杂志，2012，11（1）：8-10.

［9］VERMA M，KHOURY M J，IOANNIDIS J P. Opportunities and challenges for selected emerging technologies in cancer epidemiology：mitochondrial，epigenomic，metabolomic，and telomerase profiling［J］. Biomarkers Prev，2013，22（2）：189-200.

［10］RAHMAN M，HASAN M R. Cancer metabolism and drug resistance［J］. Metabolites，2015，5（4）：571-600.

［11］OLIVARES O，DÄBRITZ J H，KING A，et al. Research into cancer metabolomics：Towards a clinical metamorphosis［J］. Semin Cell Dev Biol，2015（11）：52-64.

［12］ROYCHOWDHURY S，CHINNAIYAN A M. Translating cancer genomes and transcriptomes for precision oncology［J］. CA Cancer J Clin，2016，66（1）：75-88.

［13］COLLINS F S，HAROLD V. A new initiative on precision medicine［J］. New Eng J Med，2015，372（9）：793-795.

［14］田埂．"精准医疗"之手：基因组学将如何改变医学模式？［J］．生命世界，2015，41（9）：42-45.

［15］石远凯，孙燕．精准医学时代肿瘤内科治疗的发展方向［J］．中华医学杂志，2015，95（31）：2518-2521.

［16］董家鸿．构建精准医疗体系，实现最佳健康效益［J］．中华医学杂志，2015，95（31）：2497-2499.

［17］陈志南．基于修饰型抗体/免疫细胞治疗的精准医学前景［J］．中华医学信息导报，2015，30（15）：11.

［18］范廷勇，李建彬，于金明．图像融合技术在精确放疗中的作用［J］．国外医学放射医学分册，2004，28（4）：163-165.

［19］JAMESON J L，LONGO D L. Precision medicine-personalized，problematic，and promising［J］. Obstetrical & Gynecological Survey，2015，70（10）：612-614.

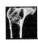

第二章
髋部骨折概述与围手术期管理

第一节　髋部骨折概述

一、髋部骨折的发生率

髋部骨折占成人全身骨折的 7.01%，65 岁以上的老年人中，髋部骨折占全身骨折的 23.79%。世界卫生组织的一份报告显示，预计到 2050 年，全球每年髋部骨折患者可能达到 630 万人，其治疗费用将达 1.31×10^{11} 美元。据报道，欧美国家老年髋部骨折年病死率为 25%～33%，亚洲地区老年髋部骨折年病死率为 15%～20%。资料统计表明，亚洲地区老年髋部骨折比例越来越大，1990 年为 26%，2025 年将达 37%，2045 年将达 45%。

2000 年 11 月底，中国第五次人口普查中，65 岁以上老年人口已达 8811 万，占总人口的 6.96%；60 岁以上人口达 1.3 亿，占总人口的 10.2%。以上比例按国际标准衡量，中国已进入了老年型社会，预计到 2020 年我国 65 岁以上老年人口将达 1.67 亿。而每年约有 4000 万名老年人发生跌倒。目前我国每年发生老年髋部骨折的人数约 100 万，并且每年将以 1%～3% 的速度递增，严重威胁着老年人的身心健康和生活质量。

中国的人口基数大，人口老龄化速度快，髋部骨折在我国的发病人数将呈上升趋势，其发生率约占全身骨折的 3.6%。

二、髋部骨折的定义

老年髋部骨折是指年龄大于 65 岁的老年人股骨颈和转子间骨折，是老年人最常见的创伤之一，其致残率和致死率高，严重威胁老年人的生命和生存质量，对损伤者造成的后续残留功能障碍，也将影响其家庭生存状况，也给社会造成巨大的经济负担。老年髋部骨折多为骨质疏松性骨折。骨质疏松性骨折（脆性骨折）是指原发性骨质疏松症导致骨密度和骨质量下降，骨强度降低，在日常生活中受到轻微暴力即可发生的骨折，是骨质疏松症导致的最严重的后果。老年髋部骨折最为显著的特点是低能量损伤、骨质疏松、器官老化、心智变弱、沟通迟缓、反应迟钝、执行力差、情绪焦虑等。

三、髋部骨折流行病学的特点

1. 分布特点

髋部骨折的性别构成在不同的地区有较大的差别。上海市的一项研究表明，老年髋部骨折的发病率女性明显高于男性；而天津地区的研究表明，髋部骨折的发病率逐年上升，特别是近几年，2009 年和 2010 年收治的患者分别为 2005 年同期的 1.75 倍和 1.73 倍。从性别分布分析，女性患者比男性多，北京市和沈阳市的两项研究也出现类似的结果。西安市的股骨颈骨折与粗隆间骨折比男性为 1.09，女性为 1.23。合肥市髋部骨折患者中，男女比例为 0.74 : 1，其中，70 ~ 89 岁是髋部骨折人数最多的年龄段，股骨颈骨折在 70 ~ 79 岁，而股骨粗隆间骨折则在 80 ~ 89 岁。随着年龄的增加，无论男女，股骨粗隆间骨折占该年龄组的比例都在不断地增加。

2. 男女性别分布

我国股骨颈骨折以女性居多，男女比例为 1 : 1.2；而股骨转子间骨折则男性较多，男女比例为 1 : 0.63。男性股骨颈骨折和转子间骨折的平均年龄分别为 72.40±10.13 岁和 74.43±10.61 岁，女性分别为 71.20±11.17 岁和 77.75±8.75 岁。同一年龄段，女性股骨转子间骨折的增长速率要高于男性。

3. 骨折类型与性别关系

骨折类型与性别的关系较密切。从髋部骨折的类型来看，股骨颈骨折显著多于股骨粗隆间骨折，其比例为 1.85 : 1。随着年龄的增长，股骨颈骨折的发病率逐渐降低，而转子间骨折的发病率逐渐增高。90 岁以上年龄段转子间骨折人数多于股骨颈骨折人数，表明绝经后的老年女性是髋部骨折的易感人群，也是该病重点防治人群。其原因是女性骨盆较宽，有内翻倾向，女性股骨颈骨密度下降显著，而男性则在 Ward 三角区及粗隆间下降明显，因此造成转子间骨折与股骨颈骨折存在男女性别的分布差异。

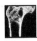

4.四季分布情况

在北方有明显季节性分布差异。髋部骨折发病率在冬季明显高于夏季，由于冬季地面被冰雪覆盖，白天短、光线暗的原因导致老年人摔跤的可能性增加。另外，紫外线接收较少易造成维生素 D 缺乏，进而引起老年人骨强度和肌肉力量减弱，增加了骨折的危险性。

5.侧别情况

据文献报道，髋部骨折左侧多于右侧，二者发病数量之比为 1.56∶1。原因可能为左侧肢体平衡性、肢体力量和反应能力均较右侧肢体弱。

6.受伤原因

轻度外伤（包括跌伤和扭伤）是引起老年人骨折最常见的原因，其次是车祸伤和坠落伤。髋部骨折致伤病因主要为跌倒摔伤，发生率约为 45.3%；股骨颈骨折为间接外力传导所致，扭转伤为主要的致伤因素，占髋部骨折发生率的 69.6%。股骨转子间骨折为直接外力所致，跌倒摔伤外力直接作用于大转子，导致骨折的发生，占髋部骨折发生率的 57.4%。

（黄有荣　苏瑞鉴）

参考文献

［1］SILVEIRA V A, MEDEIROS M M, COELHOFILHO J M, et al. Hip fracture incidence in an urban area in Northeast Brazil［J］. Cad Saude Publica, 2005, 21（3）: 907-912.

［2］COSTA J A, RIBEIRO A, BOGAS M, et al. Mortality and functional impairment after hip fracture a prospective study in a Portuguese population［J］. Acta Reumatol Port, 2009, 34（4）: 618-626.

［3］HO C A, LI C Y, HSIEH K S, et al. Factors determining the 1-year survival after operated hip fracture: a hospital-based analysis［J］. J Orthop Sci, 2010, 15（1）: 30-37.

［4］MURAKI S, YAMAMOTO S, ISHIBASHI H, et al. Factors associated with mortality following hip fracture in Japan［J］. J Bone Miner Metab, 2006, 24（2）: 100-104.

［5］SIMUNOVIC N, DEVEREAUX P J, SPRAGUE S, et al. Effect of early surgery after hip fracture on mortality and complications: systematic review and meta-analysis［J］. Can Med Associ J, 2010, 182（15）: 1609-1616.

［6］DHANWAL D K, COOPER C, DENNISON E M. Geographic variation in osteoporotic hip fracture incidence: the growing importance of Asian influences in coming decades［J］. J Osteoporos, 2010, 8（2）: 1-5.

［7］裴世静.老年股骨上段骨折的发病分布调查［J］.上海医学, 1991, 7（14）: 3991.

［8］闫丽娅.中国沈阳髋部骨折的流行病学研究［J］.中国骨质疏松杂志, 1996, 5（2）: 691.

［9］王俊，尹宗生，马广文，等.合肥市两家省级医院髋部骨折的性别及年龄分布分析［J］. 中国骨质疏松杂志，2014，20（10）：1197-1201.

［10］张英男，陶天遵，高萍，等.老年男性原发性骨质疏松症患者血清性激素的变化［J］. 中国骨质疏松杂志，2005，11（2）：199-201.

［11］SEHAT K R，EVANS R，NEWMAN J H. How much blood is really lost in total knee arthroplasty？ Correct blood loss management should take hidden loss into account［J］. Knee，2000，7（3）： 151-155.

［12］MCMANUS K T，VELCHIK M G，ALAVI A，et al. Non-invasive assessment of postoperative bleeding in TKA patients with Tc-99m RNCs［J］. J Nuclear Mad，1987，28：565-567.

［13］SMITH G H，TSANG J，MOLYNEUX S G，et al. The hidden blood loss after hip fracture［J］. Injury，2011，42（2）：133-135.

［14］STEVENS J，FREEMAN P A，NORDIN BE，et al. The incidence of osteoporosis in the patients with femoral neck fracture［J］. J Bone Joint Surg（Br），1962，44：520-527.

［15］BEAUCHET O，ANNWEILER C，ALLALI G，et al. Recurrent falls and dual task-related decrease in walking speed：is there a relationship？［J］. J Am Geriatr Soc，2008，56（7）：1265-1269.

［16］覃健，余存泰，徐中和，等.全髋关节及全膝关节置换术后隐性失血的临床影响［J］. 中华骨科杂志，2006，26（5）：323-326.

［17］瞿新丛，周炎，方祖怡，等.老年髋部骨折的流行病学特点［J］.中国中医骨伤科杂志， 2010，18（10）：39-40.

第二节 骨质疏松与骨折

一、骨质疏松的概述

（一）骨质疏松的定义

骨质疏松症（Osteoporosis，OP）是一种以骨量减少、骨微结构破坏，导致骨脆性增加、骨折危险性增加为特征的骨骼疾病。该病可发生于不同性别和任何年龄，但多见于绝经后的妇女和老年男性。骨质疏松分为原发性和继发性两大类。原发性骨质疏松症又分为绝经后骨质疏松症（Ⅰ型）、老年性骨质疏松症（Ⅱ型）和特发性骨质疏松症（多见于8～14岁的青少年或成人，多伴有家族遗传病史，女性多于男性）。绝经后骨质疏松症一般发生在妇女绝经后5～10年内；老年性骨质疏松症一般指70岁后发生的骨质疏松症；而特发性骨质疏松症主要发生在青少年，病因尚不明。老年髋部骨折属于骨

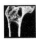

质疏松性骨折。骨质疏松性骨折指原发性骨质疏松症导致骨密度和骨质量下降，骨强度降低，在日常生活中受到轻微暴力即可发生的骨折，是骨质疏松症导致的最严重后果。

（二）骨质疏松的发生率

骨质疏松症发病率已跃居世界各种常见病的第 7 位，全世界约有 2 亿人患有骨质疏松症。骨质疏松症的危害涉及全球约 1/3 50 岁以上女性和 1/5 50 岁以上男性。我国女性骨质疏松症患者出现骨折后，能恢复先前的活动能力者不到 1/3。我国老龄人（60 岁以上）约为 1.3 亿人，髋部骨折的年发病人数达 180 万 ～ 200 万，发生率最高为 16% ～ 20%。50 岁以上的人群中骨折总患病率为 26.6%，其中，髋部骨折患病率占 19%，股骨颈骨折占 21.47%，股骨粗隆间骨折占 21.16%。

（三）骨质丢失率

女性绝经后骨质丢失率最初 5 年为 1% ～ 2%，绝经后的 5 ～ 8 年可高达 3% ～ 5%。男性在获得骨峰值后，骨质丢失率每年仅为 0.2% ～ 0.5%。

二、骨质疏松的诊断

（一）临床诊断法

1. Singh 指数法

一般认为 Singh 指数与骨密度呈正相关，可用于股骨近端骨密度估计，以判断股骨近端骨质疏松的程度。

（1）Singh 指数的定义及分级

Singh 指数是 X 线平片判断股骨近端骨丢失的半定量形态学指标，股骨近端骨小梁根据其分布及相应的功能分为主压力骨小梁、辅助（次）压力骨小梁、主张力骨小梁、辅助（次）张力骨小梁（见图 1）。在主压力骨小梁、辅助压力骨小梁与主张力骨小梁之间的三角形区域为非受力的部位，称为 Ward 三角区。根据生物力学的规律，在骨质疏松症患者中，不同部位、不同作用的骨小梁在吸收消失时有明显的顺序特征。Singh 按骨小梁消失顺序和程度将股骨近端骨小梁变化分为 7 级，即 Singh 指数，各级特征如下。

Ⅶ级：皮质无变薄，股骨颈张力和压力骨小梁完整，整个股骨上端均显示骨小梁存在，受力部骨小梁不甚清晰明显，在 Ward 三角区充满细密的骨小梁，其密度与受力区骨小梁无区别。

Ⅵ级：Ward 三角区的骨小梁有所减少，且密度较周围骨小梁密度低，受力部的骨小梁开始显示，但仍不十分清晰。

Ⅴ级：Ward 三角区不存在骨小梁，受力部骨小梁开始减少，辅助压力骨小梁不连续，辅助张力骨小梁只达股骨颈中心，其与主张力骨小梁合成一束。见图1。

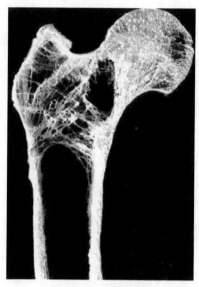

图1 骨小梁减少

Ⅳ级：股骨上端骨皮质开始变薄，辅助压力骨小梁和张力骨小梁吸收。

Ⅲ级：主张力骨小梁吸收，其在大粗隆部呈蜂窝状。

Ⅱ级：主张力骨小梁仅见于股骨干部，其在头部、颈部已吸收消失。

Ⅰ级：主张力骨小梁全部消失，主压力骨小梁数目减少，骨密度降低，整个近端骨质密度与周围软组织相似。

（2）Singh 指数的测量方法

患者平卧，双足放置在特定的支架上，股骨内旋15°，以保证正位摄片时股骨颈完全展开。根据 X 射线平片判断股骨近端松质骨骨小梁减少、中断和消失情况以确定 Singh 指数。

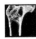

（3）Singh 指数的临床意义

①研究结果提示，通过 Singh 和 Evans 分类法对术前股骨粗隆间骨折的稳定性和股骨近端骨质疏松程度进行分类，可以精确地预测术后内固定的成败及复位的情况，对股骨粗隆间骨折内固定方法的选择具有重要的指导意义。

②根据 Singh 股骨近端骨小梁结构分类法对骨质疏松情况进行评定，提示骨质疏松与内固定的成败存在显著相关性。

2. 骨密度测定法

骨密度测定法是判断股骨近端骨质疏松程度的重要方法。世界卫生组织（WHO）将骨质疏松症分为 4 级：

①正常值：健康成人的骨密度值（BMD）加减 1 个标准差（SD）。

②骨量减少：较正常值降低 $-2.5 \sim 1$ SD。

③骨质疏松症：降低 -2.5 SD 以上。

④重度骨质疏松症：降低 -2.5 SD 以上并有骨折。

骨密度测量的指征如下：

①年龄大于 65 岁者。

②具备 1 个主要骨折风险因子或 2 个以上次要因子的 $50 \sim 65$ 岁者。

③骨质疏松治疗后，需要进行每年 $1 \sim 2$ 次的测量，以评估治疗效果。

④对于无须治疗的患者，建议中度骨折风险的患者每 $1 \sim 5$ 年复查一次 BMD，低度骨折风险的患者每 $5 \sim 10$ 年复查一次 BMD。

3. 其他方法

①查明原因：如甲状腺功能检查排除甲状腺功能亢进，尿皮质醇测定排除皮质醇增多症。

②鉴别诊断：如蛋白电泳、血沉，排除多发性骨髓瘤，血钙、血磷、血清碱性磷酸酶、甲状旁腺素（PTH）排除骨软化症及甲状旁腺功能亢进。

③男性患者应排除性腺功能减退、垂体泌乳素瘤、酗酒，以及长期服用皮质激素和抗癫痫药等病因。

（二）骨转换标志物

骨质在转换过程中产生的代谢物即为骨代谢标志物，也称骨转换标志物。通过检测血液中骨代谢标志物的浓度，间接反映人在不同年龄段或疾病状态下的骨代谢变化速率、破骨或成骨细胞功能、骨转换的频率和速率。

1. 骨转换标志物的分类

骨转换标志物分为直接标志物和间接标志物 2 类。

（1）直接标志物

①形成标志物：代表成骨细胞活动及骨形成时的代谢产物，如骨钙素、Ⅰ型胶原蛋白等。

②吸收标志物：代表破骨细胞活动及骨吸收时的代谢物，尤其是骨基质的降解产物，如 β 胶原降解产物等。

（2）间接标志物

间接标志物主要指一些激素、细胞、体液因子等物质（如 PTH、降钙素、VD），通过促进或抑制成骨细胞和破骨细胞的发育来提高或抑制其活性对骨转换起加速或抑制作用，从而影响骨的重建过程。

2. 骨代谢标志物的类型

骨代谢标志物包括骨钙素、总Ⅰ型胶原氨基端延长肽、β 胶原降解产物、甲状旁腺素、降钙素和 25- 羟基维生素 D_3 等。

（1）人 N 中段骨钙素（N-MID）

N-MID 在血液中的含量与骨转换率有关，并随年龄的变化及骨更新率的变化而不同，骨更新率越快，骨钙素值越高，反之越低。

N-MID 可作为一些疾病诊断的参考指标，如骨质疏松症、佝偻病、代谢性骨病、甲状腺功能亢进或减退症等；也可用于高转换型或低转换型骨质疏松症的鉴别诊断，如女性绝经后骨质疏松症（高转换型）N-MID 明显升高，而老年性骨质疏松症（低转换型）N-MID 升高不明显；同时还作为抗骨吸收药物治疗绝经后骨质疏松症的疗效评估。

（2）总Ⅰ型胶原氨基端延长肽（TP1NP）

TP1NP 可直接反映成骨细胞合成骨胶原的速率，可用于监测成骨细胞活力和骨形成情况，可作为骨疾病患者治疗后的疗效评估指标。

（3）β 胶原降解产物（β-CTx）

Ⅰ型胶原在骨中合成的同时也被分解成碎片释放入血，重要的是Ⅰ型胶原分解段是 C 端肽链（CTx），在骨成熟过程中，CTx 的 α- 天冬氨酸转变成 β 型（β-CTx），所以 CTx 又称 β-CrossLaps。

CTx 作为骨吸收的指标，可了解骨转换的程度，可监测骨质疏松症或其

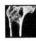

他骨病的抗骨吸收治疗效果。

（4）甲状旁腺素（PTH）

甲状旁腺素是甲状旁腺细胞合成和分泌的一种多肽活性物质，是体内调节血钙、血膦水平的重要激素，它的分泌受血钙浓度的直接控制。

甲状旁腺素增高常见于甲状旁腺瘤、单纯性甲状腺肿、甲旁亢、老年骨质疏松症。

（5）降钙素（CT）

降钙素的生理功能是降低血钙，提高骨钙水平，拮抗甲状旁腺的作用，抑制破骨细胞，减少骨骼中钙离子流失到血液中，是骨吸收作用的抑制剂。

雌激素能使降钙素分泌增加，降钙素分泌减少是绝经后妇女骨质疏松的重要原因。

使用降钙素治疗不仅能提高骨的密度，还能改善骨的质量。降钙素能治疗骨质疏松引起的腰背酸痛、身高变矮等，有助于疗效评价及指导临床用药。

（6）25-羟基维生素 D_3

25-羟基维生素 D_3 是人体内维生素 D 的主要储存形式，维生素 D 是一种激素原，而不是维生素，为脂溶性类固醇衍生物。肥胖人群多数缺乏维生素 D，易患骨质疏松症。

25-羟基维生素 D_3 的来源可分为外源性和内源性。外源性（少部分）来源于富含维生素 D_2 的动物性食物，如鱼、蛋、乳类等。内源性（大部分，占 90%）由自身合成，皮肤血管中的 7-脱氢胆固醇经日光照射可转变为维生素 D_2。

25-羟基维生素 D_3 应用广泛，可指导饮食或综合补充维生素 D，并帮助医生判断如何进行补钙；用于特定的代谢紊乱诊断（骨软化、佝偻病、肌肉病、维生素 D 过量、中毒等）；用于各种病变人群的病理生理学的探究和危险评估（如骨质疏松症、跌倒、骨折等）。服用维生素 D 的患者，必须定时进行维生素 D 水平监测，以随时调整用药，避免维生素 D 中毒。

（三）骨质疏松症自测法

对于骨质疏松症的诊断，有 2 种较为权威的方法，一种是亚洲人骨质疏松自我筛选工具（OSTA），另一种是国际骨质疏松基金会（IOF）提供的骨质疏松症一分钟自测题。

1. 骨质疏松自我筛选工具

首先测 OSTA 指数，公式为：OSTA 指数＝（体重－年龄）×0.2，其中体重以 kg 为单位。例如，某女性 65 岁，体重 58 kg，该女性的 OSTA 指数＝（58－65）×0.2＝–1.4。其次根据 OSTA 指数评估骨质疏松的风险，若 OSTA 指数＞–1，表明风险级别低；指数在 –4 到 –1 之间，表明风险级别中等；若指数＜–4，则表明风险级别高。

2. 一分钟测试法

（1）您的父母有没有轻微碰撞或跌倒就会发生髋部骨折的情况？

（2）您是否曾经因为轻微碰撞或跌倒就会伤到自己的骨骼？

（3）您经常连续 3 个月以上服用可的松、泼尼松等激素类药品吗？

（4）您的身高是否降低了 3 厘米？

（5）您经常过度饮酒吗？

（6）您每天吸烟超过 20 支吗？

（7）您经常患痢疾腹泻吗？

女士回答：

（8）您是否在 45 岁之前就绝经了？

（9）您曾经有过连续 12 个月以上没有月经吗（除了怀孕期间）？

男士回答：

（10）您是否有勃起功能障碍或缺乏性欲的症状？

如果上面任何一条问题的答案为"是"，就表明有患上骨质疏松症的危险。

但这两种测试并不证明受试者就一定患了骨质疏松症，还需要在医院进行双能 X 线骨密度检测，如 BMD 值≤ –2.5 才可诊断为患骨质疏松症。

三、骨质疏松的高危人群及危险因素

1. 种族及家族因素

研究表明，种族及家族间的骨转换率存在很大的差异，以黑人男性最低，白人男性次之。不同种族和家族之间，也存在生活习惯的不同，而不良的习惯往往成为造成骨质疏松的重要影响因素。与西方人相比，中国人摄入的脂类相对较少，维生素 D 含量相对不足，导致钙的吸收少，易诱发骨质疏松症。

2. 性别因素

女性绝经后，雌激素水平下降，骨形成小于骨吸收，同时抑制甲状腺素（PTH）的分泌，致使肠钙吸收减少，加重骨质疏松，易发生骨折。调查发现，女性骨折的发生率随绝经年限的增加而增加，且为男性骨折发生率的2倍。

3. 年龄因素

有研究显示，老年人发生骨质疏松性骨折的患病率约为19.73%，且随着年龄的增长，特别是50～85岁，衰老对骨折风险的影响使患病率可增加至70%。

4. 生活习惯因素

吸烟、酗酒等不良生活习惯以及维生素D和钙摄入不足等是造成骨质疏松性骨折的重要危险因素。此外，不合理饮食也是影响骨质疏松的重要因素。

5. 运动因素

研究证实，运动量与骨密度成正比。运动量的减少，会导致骨骼肌的收缩功能下降，骨代谢率下降，骨脆性增加，韧性降低，抗外力能力差和逐渐退化性萎缩，容易导致骨折。此外，运动量的减少还直接影响全身激素水平的调节，以及各类营养物质、维生素及微量元素的吸收和代谢，降低机体抵抗能力，平衡能力变差，可出现因姿势性低血压、识别力障碍或眩晕等而摔倒发生骨折。

6. 跌倒因素

认知能力的下降、步态及平衡功能的失常是老年人跌倒的主要原因。气候变化也是跌倒的重要因素，如老年人极易在冬季发生骨质疏松性骨折。

7. 其他原因

研究证实，长期应用肝素、酒精中毒、慢性阻塞性肺疾病、慢性肾功不全、恶性肿瘤、类风湿关节炎及长期卧床者，均可因骨代谢的紊乱而引起骨质疏松。临床研究发现，糖尿病、胃肠道疾病、肝病、垂体瘤、库欣综合征等疾病或治疗此类疾病所应用的药物，均为引发骨质疏松的重要因素。

四、骨折风险评估

（一）骨折风险评估的定义

骨折风险评估工具（Fracture Risk Assessment Tool，FRAX）是一种应用

临床危险因素来评估每一个个体发生骨质疏松性骨折绝对风险的方法。这是一种不需要复杂昂贵的仪器设备，便可以帮助临床医生做出治疗决策的简易方法。该方法被世界卫生组织（WHO）推荐为骨折风险评估的新方法，为广大医生的临床决策提供了一个新的捷径。目前，在国际骨质疏松基金（IOF）的网站上，已经有了中国的 FRAX 工具，供我国的临床医生和患者进行个体化的骨折风险评估。

（二）骨折风险评估的必要性

①骨密度不能全面反映骨折的风险。

②通过骨密度与骨折风险的相关性预测骨折风险只是一种相对危险，即一种总体风险；不能体现每一个个体的绝对风险，即每位患者发生骨折的可能性。

③在一些经济不太发达的地区，可能尚没有双能 X 线骨密度测量仪等装备，或患者缺乏支付这项检查的经济能力，在没有骨密度测定的情况下进行骨折风险的评估会更有实用价值和推广意义。

（三）骨折风险评估的内容

1. 风险因素

（1）主要相关风险因素

①自身有无骨折史；②父母、兄弟、姐妹有无脆性骨折史；③体重过轻；④目前吸烟（烟龄 10 年以上）；⑤口服类固醇治疗 3 个月以上。

（2）其他相关风险因素

①视力受损；②绝经早期（＜45 岁）雌激素缺乏；③患阿尔茨海默病；④体弱多病；⑤长期没有摄入足够的钙；⑥运动少；⑦每天饮酒 500 mL 以上。

2. 继发性骨质疏松病因

①炎性肠病；②淀粉样变性；③胰岛素依赖型糖尿病；④强直性脊柱炎；⑤慢性阻塞性肺疾病；⑥先天性紫质症；⑦吸收不良综合征；⑧库欣综合征；⑨肥大细胞增性病；⑩饮食失调；⑪多发性硬化症；⑫多发性骨髓瘤；⑬胃切除术；⑭恶性贫血；⑮高雪氏病；⑯类风湿性关节炎；⑰血色素沉着症；⑱严重肝脏疾病；⑲血友病；⑳高位截瘫；㉑甲状旁腺功能亢进；㉒口炎性腹泻；㉓性腺机能不足，原发性和继发性（如闭经）；㉔脑卒中；㉕低磷酸酯酶症；㉖地中海贫血；㉗特发性脊柱侧弯；㉘甲状腺毒症；㉙不合理膳食；

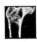

㉚肿瘤分泌甲状旁腺激素相关的肽；㉛体重减轻；㉜女运动员三联征。

3. 可能减少骨量的药物

①铝；②锂；③抗癫痫药（苯巴比妥、苯妥英钠）；④细胞毒类药物；⑤肝素（长期使用）；⑥长效黄体酮；⑦糖皮质激素及促肾上腺皮质激素；⑧甲状腺素（过量）；⑨促性腺激素释放的激素激动剂；⑩他莫昔芬（绝经前使用）；⑪免疫抑制剂；⑫全场外营养。

4. 骨密度测定

骨密度是指单位体积或单位面积所含的骨量，主要用于骨质疏松的诊断、骨折分析的预测和药物疗效的评估。骨密度测量方法比较多，目前常用的有5种。

（1）双倍能量X光吸光测定法（简称DXA或DEXA）

该方法是目前最佳检测方法，它主要测量中轴骨，包括腰椎和股骨近端，如果腰椎和股骨近端测量不方便，也可选择桡骨远端。但腰椎骨密度值测量结果受腰椎退行性变和腹主动脉钙化的影响。

（2）超声波检测

该方法检测迅速，费用低廉，而且没有辐射。超声波主要检测手部和足跟部的骨密度，通过它们可以了解全身骨骼的健康状况。检测椎骨和髋骨的密度还是用DXA扫描仪。

（3）单能X光吸光测定法

该方法能检测足跟和腕部的骨密度，但不能检测椎骨和髋骨的密度，而后者往往更为重要。

（4）定量计算X线断层照相术（CT）

该方法能检测髋骨和椎骨的密度，但检测费用比DXA高，而且受检者受到的辐射较多。

（5）X光能

该方法可发现骨折，但不能像其他方法那样准确地检测出骨密度。

（四）骨折风险评估工具的应用

FRAX工具是根据股骨颈测量的BMD和骨折风险因子情况，用来评价骨折风险的一个计算机评价软件，可用来计算10年内髋部骨折及任何重要的骨质疏松性骨折的发生概率，因此，FRAX工具可用于评估出哪些患者真正需要进行骨密度测量和骨质疏松干预治疗。FRAX工具评估的步骤为：先确定临床危险因素，然后登录IOF网站，再由FRAX工具自动计算出患者10年内髋部骨质疏松性骨折的可能性。

1. 确定临床危险因素

FRAX骨折危险评估模式中的临床危险因素包括以下几项：既往骨折病史、父母有髋骨骨折史、当前抽烟、长期应用糖皮质激素、类风湿性关节炎、其他继发性骨质疏松症、过量饮酒等。在进行FRAX计算时还需要知道患者的年龄、性别、体重指数BMI〔体重（kg）/身高^2（m）〕，若可以测量骨密度，需要股骨颈骨密度T值（见表1）。

表1　FRAX分析的骨折相关的临床危险因素

年龄	范围为40～90岁的年龄群体。年龄低于40岁则以40岁来计算；如高于90岁，则以90岁来计算
性别	男性或女性
体重	单位为"kg"
身高	单位为"m"
既往骨折病史	表示成年时自然发生的骨折，或不应骨折的健康个体由于外伤导致的骨折——是或否
父母有髋骨骨折史	是或否
当前抽烟	是或否
糖皮质激素	正在服用肾上腺皮质激素或已服用3个月以上，并且每日泼尼松龙剂量≥5mg（或其他肾上腺皮质激素的同等剂量）
类风湿性关节炎	是或否
继发性骨质疏松症	具有与骨质疏松症紧密相关的疾病则填写"是"。这些疾病包括Ⅰ型糖尿病、成骨不全症、不曾治疗的长期甲状腺功能亢进、性腺功能减退或过早绝经（小于45岁）、慢性营养不良或吸收不良以及慢性肝脏疾病
每日饮用酒精超过3单位（包括3单位）	每日饮用酒精超过3单位，请填写"是"。相当于标准杯啤酒（285 mL）、一瓶烈酒（30 mL）、中杯白葡萄酒（120 mL）或1杯开胃酒（6 mL）
髋部骨密度（BMD）	应填写髋部骨密度T值或Z值。没有进行骨密度测试的患者，应留空不填

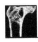

2. 登录 IOF 网站进行计算

直接登录 IOF 网站（https：//www.sheffield.ac.uk/FRAX/），在界面的右上角语言栏，选择"Chinese Simplified"，在随后出现的界面上方点击"测评系统"栏"亚洲"，在出现的国家名中选择"中国"。此时，屏幕上就会出现中文的 FRAX，并有中国国旗标志。在信息栏中填入当前患者的简单信息，就可以计算出该患者 10 年发生骨折的概率，即骨折的绝对风险。

3. 应用说明

在 FRAX 的中国网站上，已列出了不同年龄中国妇女对应的 10 年骨折绝对风险表。先根据年龄选择相应的表，再根据临床危险因素的数目及骨密度的结果，就可直接在表中找到该妇女 10 年骨折的绝对风险。

比如，一位 60 岁的妇女具有父母髋骨骨折史、长期应用糖皮质激素和类风湿性关节炎 3 个临床危险因素，测得其股骨颈骨密度 T 值为 —2.5。

根据工具表查出该妇女 10 年内发生骨质疏松性骨折的概率为 13%，10 年内发生髋部骨折的概率为 4.8%。

若这位妇女没有测定骨密度，可以根据其体重指数 BMI（假定为 25），通过工具表查出该妇女 10 年内发生骨质疏松性骨折的概率为 9.4%，10 年内发生髋部骨折的概率为 2.3%。

五、骨质疏松的预防

（一）加强医务人员的健康教育

目前大部分医师对骨折患者多采取对症治疗措施，仅 23% 的摄片报告会提及椎体骨折，仅 18% 的中、重度椎体骨折患者接受了钙、维生素 D 或抗骨质吸收药物治疗。因此，有必要对医务工作者进行相关知识的指导。医院骨科、放射科、内科等医师和家庭医师等需相互协作，建立规范制度，关注患者，减少骨折危险因素。同时，医师还应提高对此类疾病的诊断意识，给予患者积极、及时的治疗。

（二）发现高危人群

髋部骨折可能由许多因素共同造成，确定高危人群尤为重要。对合并有多个高危因素的人群有必要对其进行细致的临床评估，包括居住环境、用药史、体格检查及实验室检查等。

鉴于肌肉、跌倒与骨三者关系密切，骨折和骨质疏松患者除常规进行骨科检查外，还应进行跌倒危险度评估、跌倒处理及肌肉功能评估。卒中后髋部骨折发生率相当高，但却常常被忽视。因此，对于偏瘫患者应积极补充钙和维生素 D 类似物。

既往有骨折病史的患者往往会再次发生骨折，其中仅 10% ～ 20% 的患者被诊断为骨质疏松症并予以治疗。骨科医师，特别是急诊医师，应更加关注这些既往有骨折病史的骨折患者。

（三）预防方法

骨质疏松预防可分为初级预防和二级预防。初级预防是针对具有骨质疏松危险因素的患者，防止或延缓其发展为骨质疏松症，并避免发生第一次骨折；二级预防是针对骨质疏松症患者，避免其发生骨折或再次发生骨折。

1. 初级预防步骤

（1）评估风险人群

①大于 65 岁的女性或大于 70 岁的男性。

②绝经后的妇女、50 ～ 70 岁的男性，根据临床危险因素的程度每 2 年进行一次骨密度检测。

③女性经期过渡期伴有危险因素者，如低体重、有脆性骨折史、有服用某些药物史。

④大于 50 岁的成人且有骨折史者。

⑤继发性骨质疏松症患者，如类风湿性关节炎者、有服用激素史者、低骨量者。

⑥接受骨质疏松症治疗或正在观察疗效者。

⑦显示骨丢失需要接受治疗者。

⑧经期后妇女如停止雌激素治疗者。

（2）选择评估方法

评估骨质疏松骨折风险的方法较多，如测量骨密度值（BMD）、髋部的相关几何参数、Singh 指数等。

①骨密度值：骨密度值是世界卫生组织（WHO）推荐提出的诊断标准，为低于健康人的 2.5 个标准差，可诊断为 OP。一般测定骨密度值（BMD）以观察骨的质量，预测骨折发生的危险性。

②骨代谢指标评估法：近年发展起来反映骨吸收的指标有 CrossLaps TM、Ⅰ型胶原交联氨基末端肽（NTX）、骨钙素（C- 羧基谷氨酸蛋白，BGP）、游离吡啶交联键、吡啶啉及脱氧吡啶啉（DPD）、尿肌酐（Cr）等。这些指标比传统测定羟脯氨酸（HOP）结果更特异、灵敏，且结果不受饮食影响。目前常用的是 DPD/Cr、骨钙素（BGP）。

尿 DPD/Cr 比值正常参考值为 3.0 ～ 7.4 nmoL/mmoL，DPD/Cr 值呈阳性，则提示骨量减少。DPD/Cr 测定可以为老年髋部骨折患者提供早期的抗骨质疏松治疗，同时还可预测老年妇女骨折危险性。老年髋部骨折患者 DPD/Cr 升高时，若 1 个月内 3 次测定数值变化不大，说明骨吸收无明显改变，在治疗期间应考虑进行抗骨吸收治疗，可提高髋部骨折治愈率。

骨钙素是一种维生素 K 依赖性钙结合蛋白，是反映骨形成速率的特异性指标之一。健康老年女性的 BGP 高于男性，说明女性骨转化明显高于男性。BGP 也可用于自身比较，如治疗前后有无显著变化，而且在骨质疏松分型诊断上也有一定的实用价值。

③X 射线片评定法：评定股骨近端骨质疏松程度是一种预测老年人髋部骨折的危险性的简单、实用的方法，在流行病学调查和骨折风险筛查中更是首选。Singh 指数Ⅳ级作为诊断骨质疏松症临界值，其髋部骨折的危险性明显增加。Ⅲ级为严重骨质疏松，Ⅱ级、Ⅰ级为极度骨质疏松。

可通过 X 射线测量双侧髋部 Singh 指数、皮质骨厚度等参数来评定双侧髋部骨折风险的高低。当一侧髋部的 Singh 指数较对侧低并下降至Ⅳ级或Ⅳ级以下，同时该侧的股骨上段皮质厚度较对侧低时，该侧的髋部骨折风险明显增大。这时，除给予相应的全身抗骨质疏松治疗措施外，还需要针对性地给予高风险一侧髋部的骨折防治，如加强局部的功能锻炼和跌倒防范，尤其是加强一侧髋部的保护；通过局部理疗、针灸等刺激加强局部骨质的强度，改善骨质疏松的程度；积极治疗关节炎等原发病，改善肢体功能。

④髋部的几何法：研究发现，较大的颈干角（NSA）和较长的股骨颈轴长度（FNAL）与髋部骨折的高危险性相关。颈干角增加，女性髋部骨折的危险性则会成倍增加。髋部轴长每增加 1SD，髋部骨折的危险性则会增加 2 倍。

评估骨质疏松骨折风险的方法较多，但各个方法均有其局限性，需要综合起来才能更加准确地评估骨质疏松的程度。世界卫生组织（WHO）推荐的骨折风险评估法（FRAX法）可评估患者未来10年内骨折的可能性，且优于其他评估工具，如OST（骨质疏松自我评价指数）、ORAI、SCORE等。

（3）预防措施

①延缓骨量的丢失：女性35岁以前为骨量增长期，此后为缓慢丢失期，50岁以后为骨量快速丢失期。骨量丢失年龄段为女性35岁以后、男性40岁以后，此年龄段人群应尽可能延缓其骨量丢失。值得注意的是，70岁以后的老年人通过综合治疗可以延缓骨量的丢失。

②适当的运动：研究表明，坚持运动的人进入中老年后可维持较高的骨密度，而长期缺乏运动的人则更易患骨质疏松症。运动量不仅直接影响到全身激素水平的调节，各类营养物质、维生素及微量元素的吸收和代谢，机体抵抗能力、平衡能力等，还可以避免出现因姿势性低血压、识别力障碍或眩晕等因素而摔倒发生骨折。老年人可根据自身状况，选择合适的户外运动和体能锻炼，如适量的慢跑、散步或做老年人体操。运动过程中应注意活动量循序渐进，不宜超负荷锻炼。

③防止跌倒摔伤和骨折的发生：老年人除了适当的运动，更要注重日常安全，保证身边有人照顾，尤其是身体不灵活的老年人更应注重防止跌倒摔伤，以避免骨折的发生。同时，积极治疗容易引起骨质疏松的内科疾病，慎用肝素、糖皮质激素等。降低骨折风险的措施有：清楚自身存在哪些骨折风险因子并尽可能改善；维持均衡饮食，摄入自身所需要的钙和维生素D；维持合适体重，一周至少进行3次体育锻炼，每次30 min以上。

④保持良好的生活习惯：纠正不良的生活习惯，避免或减少烟、酒、浓茶等危险因素的刺激，要戒烟、戒酒，避免浓茶的摄入；科学饮食，低盐、低脂，食用富含钙的食物和适量蛋白质，多食用鱼类、蔬菜、豆制品及蛋奶类食品；慎用影响骨代谢的药物，减少骨丢失。85岁的超高龄者根据情况适当补充钙剂和维生素D。我国不同年龄居民膳食钙适宜摄入量见表2，常见富含钙的食品见表3。

表2 我国不同年龄居民膳食钙适宜摄入量

年龄	适宜摄入量（mg/d）
新生儿	300
0.5岁	400

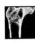

续表

年龄	适宜摄入量（mg/d）
1 岁	600
4 岁	800
11 岁	1000
18 岁	800
50 岁	1000
孕早期（最初 3 个月）	800
孕中期（怀孕 4～6 个月）	1000
孕晚期（怀孕 7～9 个月）	1200
乳母	1200

表 3　常见富含钙的食品

种类	食品	一次进食的数量	含钙量（mg）
牛奶及乳制品	牛奶	250 g	260
	奶酪	20 g	160
	酸奶	1 杯（125 g）	140
	脱脂速溶奶粉	1 大匙（20 g）	130
大豆及豆制品	豆腐	半块（250 g）	245
	豆腐丝	100 g	100
	豆腐干	100 g	308
	腐竹	50 g	40
	大豆（黄豆）	50 g	95
小鱼及海藻类	虾皮	10 g	100
	虾酱	20 g	60
	鱼片干	25 g	26
	小鱼	4 条	180
蔬菜	油菜	100 g	150
	小白菜	100 g	90
	蓬蒿（空心菜）	100 g	100
	萝卜	1 个（200 g）	135

⑤补充维生素 D：中老年人大多维生素 D 缺乏或不足。其原因在于

皮肤中的维生素 D_3 合成效率低、肾合成的 25OHD 的减少以及胃肠道针对 125OHD 钙吸收降低。研究表明，血清 25OHD 预防骨折的最低水平是 $30 \sim 80$ nmol/L，而补充维生素 D 的量在 $800 \sim 1000$ 国际单位可以使血清 25OHD 达到 75 nmol/L 的水平，钙的补充量为每日 $1000 \sim 1200$ mg。

（4）药物治疗

①治疗目的：缓解骨痛症状，减少骨量丢失，防治骨折发生。

②预防性治疗的人群和治疗时机：一般来说，只有当骨密度丢失到诊断为骨质疏松症的区域时，才应该开始治疗，具体情况如下。

A. WHO 10 年骨折风险模型评估：10 年髋部骨折可能性大于 3%，或 10 年骨质疏松性相关骨折的可能性大于 20%，同时 $-2.5 <$ T 值 < -1.0 的 70 岁以上男性和绝经后女性。

B. T 值 $\leqslant -2.5$SD。

C. 骨质疏松性骨折（髋部）患者。

D. 继发性骨质疏松同时伴有骨折高危因素者。

E. 有骨折史并伴有低骨密度（$-2.5 <$ T 值 < -1.0）患者。

在临床工作中骨质疏松的药物治疗时间可参照表 4。

表 4　骨质疏松药物治疗时间参考表

没有椎体骨折（年龄/岁）		T 值（只选用于 DXA 数值/SD）				
女性	男性	< -4.0	$-4.0 \sim -3.5$	$-3.5 \sim -3.0$	$-3.0 \sim -2.5$	$-2.5 \sim -2.0$
$50 \sim 60$	$60 \sim 70$	是	不	不	不	不
$60 \sim 65$	$70 \sim 75$	是	是	不	不	不
$65 \sim 70$	$75 \sim 80$	是	是	是	不	不
$70 \sim 75$	$80 \sim 85$	是	是	是	是	不
> 75	> 85	是	是	是	是	是
合并椎体骨折	是——应该尽快治疗，因为往往会出现多发椎体骨折的高风险；不——不用治疗					

注意：

1. 如果出现下列风险因子，骨质疏松的骨密度治疗值应该立即提升 1SD（比如应从 -2.5SD 而不是 -3.5SD 开始治疗）。风险因子：A. 外周骨折；B. 父母有髋部骨折史；C. 多次跌倒；D. 吸烟；E. 行动不便。

2. 如果测量多次骨密度，应该按照最小值进行治疗，比如测量 2 次 T 值分别为 -2.5SD 和 -3.5SD，此时应按照 -3.5SD 进行治疗。

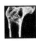

③骨折风险因子对治疗选择的影响：骨折风险因子是相加的，骨折风险因子越多，患者骨质疏松的危险就越大，骨折的风险就越大。如果患者大于50岁，并且有1个主要骨折风险因子，2个或2个以上的次要骨折风险因子，建议其进行骨质疏松症的检查。患者的10年骨折风险可能性超过7%时，对所有年龄段的患者进行干预治疗是非常重要的。

④药物应用：抑制骨吸收的药物，如双磷酸盐、降钙素、雌激素或选择性雌激素受体调节剂（SERMs）等，此类药物在临床较多用；促进骨形成的药物，如氟制剂或PTH，此类药物较少用；作用于骨矿化的药物，如钙及维生素D；其他药物，如维生素K及锶盐。

⑤治疗常规：钙剂＋维生素D（骨化三醇）。骨化三醇是现有的最有效的维生素D代谢产物，故不需要其他维生素D制剂与其合用，以避免高维生素D血症。

⑥注意事项：钙剂对骨量峰值的取得有意义，对维持与老龄化有关的皮质骨骨量有一定作用，对减少绝经后松质骨骨量丢失的作用不如雌激素、二磷酸盐，但优于不补钙者。雌激素有较好的预防绝经后骨质疏松和治疗绝经后快速骨丢失的作用，但同时也有诱发高血压、血栓形成、乳腺癌、子宫颈癌、子宫内膜癌和血清脂蛋白异常及胆囊病等症的危险。活性维生素D及其类似物能提高骨密度，降低骨折率，尤其适用于有肠钙吸收不良和骨化三醇合成障碍的骨质疏松患者。重组人甲状腺素适用于甲状腺疾病引起的骨病及严重的骨质疏松，小剂量、短期应用促进骨形成，大剂量、长期应用会加快骨丢失，但国内尚未上市，临床使用经验有限。联合用药可提高治疗效果，临床配合中成药仙灵骨葆口服预防骨质疏松，能更有效地降低骨折发生率、提高骨量、减少疼痛。

2. 二级预防步骤

（1）定义

骨质疏松性骨折二级预防是指在患者发生骨质疏松性骨折后对患者的骨质疏松症进行治疗和实施预防跌倒的措施。

（2）意义

研究证明，术后9个月时髋部骨密度值最低，髋部骨折风险及骨质疏松性骨折风险最高，此时必须由单一的骨折治疗转变为对骨质疏松症的预防和治疗。

（3）具体措施

①患者住院期间进行早期评估。

②规范的治疗和系统的管理，应用医护合作模式，组织多种方式的健康教育活动，为患者提供个性化的康复指导。

③对于出院的患者要选择具有针对性的治疗方式，指导患者正确用药，通过随访及信息服务平台提供康复信息，对患者的治疗依从性和治疗效果进行跟踪监控，保证康复护理的连续性，使老年髋部骨折患者的肢体功能得到恢复，防止跌倒和再次骨折的发生，提高患者的生活质量。

（黄有荣　苏瑞鉴）

参考文献

［1］戴如春，张丽，廖二元. 骨质疏松的诊治进展［J］. 中国医刊，2008，43（4）：4-6.

［2］余楠生. 骨质疏松性髋部骨折的防治［J］. 中国医学信息导报，2004，19（10）：224.

［3］王桂兴. 妇女绝经、老龄对骨质疏松的影响［J］. 中国现代医生，2013，51（10）：23-24.

［4］HAAS C T，TURBANSKI S，KESSLER K，et al. The effects of random whole-body-vibration on motor symptoms in Parkinson's disease［J］. Neuroreh abilitation，2006，21（1）：29-36.

［5］车明学，谷贵山，李福春. 新型钙离子通道 TRPV5 在骨质疏松症发病机制中的作用［J］. 中国老年学杂志，2007，27（18）：1732-1734.

［6］单春艳，郑少雄，陈莉明. 绝经后骨质疏松妇女血清相关激素水平的改变［J］. 中国骨质疏松杂志，2004，10（3）：307-308.

［7］王溪原，袁宏谋，湛川. 吸烟行为对绝经女性骨密度、骨代谢指标及抗骨折能力的影响调查［J］. 中国误诊学杂志，2007，7（12）：2922-2923.

［8］CARTER N D，KHAN K M，MCKAY H A，et al. Community-based exercise program reduces risk factors for falls in 65-to 75-year-old women with osteoporosis：randomized controlled trial［J］. Canadian Medical Association Journal，2002，167（9）：997-1004.

［9］周丽萍，刘新，王智红，等. 运动对绝经后妇女骨量和骨代谢影响情况分析［J］. 中国妇幼保健，2007，22（3）：394-396.

［10］郭建民. 老年人髋部骨质疏松性骨折研究进展［J］. 中国医学创新，2014，11（9）：134-136.

［11］费骏，赖震，沈健，等. 骨质疏松性桡骨远端骨折的治疗［J］. 浙江创伤外科，2013，18（2）：195-197.

［12］KLIFT M V D，POLS H A P，GELEIJNSE J M，et al. Bone mineral density and mortality in elderly men and women：the Rotterdam Study［J］. Bone，2002，30（4）：648.

［13］ERIKSEN E F，LYLES K W，COLONEMERIC C S，et al. Antifracture efficacy and reduction of mortality in relation to timing of the first dose of zoledronic acid after hip fracture［J］. J Bone Miner

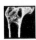
Res, 2009, 24（7）: 1308-1313.

［14］BRANDI M L. Healing of the bone with anti-fracture drugs［J］. Expert Opin Pharmacother, 2013, 14（11）: 1441-1447.

［15］EEKMAN D A, HELDEN S H, HUISMAN A M, et al. Optimizing fracture prevention: the fracture liaison service, an observational study［J］. Osteoporos Int, 2014, 25（2）: 701-709.

［16］吕杨训，崔伟，颜孙芳，等.老年髋部骨折术后发生再骨折的风险研究［J］.医学研究杂志，2014, 43（4）: 79-82.

［17］杨立伟，毛威，王亮，等.围绝经期妇女尿脱氧吡啶啉与尿肌酐比值测定及意义［J］.海峡预防医学杂志，2002, 8（4）: 58-59.

［18］KAJI H, YAMAUCHI M, YAMAGUCHI T, et al. Urinary deoxypyridinoline is a BMD-independent marker for prevalent vertebral fractures in postmenopausal women treated with glucocorticoid［J］. Osteoporos Int, 2010, 21（9）: 1585-1590.

［19］陈丹，陈安民，郭风劲，等.老年人髋部骨折与骨代谢指标的相关性研究［J］.中国矫形外科杂志，2007, 15（12）: 910-912.

［20］WEAVER C M, PEACOCK M, MARTIN B R, et al. Quantification of biochemical markers of bone turnover by kinetic measures of bone formation and resorption in young healthy females［J］. J Bone Miner Res, 2004, 12（10）: 1714-1720.

［21］周琦，周建烈.最新"美国防治骨质疏松症医师指南"解读［J］.中国骨质疏松杂志，2008, 14（5）: 371-375.

［22］中华医学会骨质疏松和骨矿盐疾病分会.原发性骨质疏松症诊疗指南（讨论稿）［J］.中华全科医师杂志，2006, 5（8）: 455-457.

［23］SINGH M, NAGRATH A R, MAINI P S. Changes in trabecular pattern of upper end of the femur as an index of osteoporosis［J］. J Bone Joint Surg Am, 1970, 52（3）: 457-467.

［24］徐丛，赵国军，李连泰，等.不同性别 Singh 指数与双能 X 射线骨密度仪测量骨密度的相关性［J］.中国组织工程研究与临床康复，2010, 14（28）: 5305-5308.

［25］钟润泉，潘刚明，邓伟民.股骨上端几何结构和骨密度与骨质疏松性髋部骨折的关系［J］.中国组织工程研究与临床康复，2007, 11（45）: 9091-9094.

［26］张迪晖，徐逸生，曹学伟，等.双髋骨质疏松的差别与髋部骨折的相关性分析［J］.中国骨质疏松杂志，2011, 17（8）: 680-682.

［27］BERRY S D, MISRA D, HANNAN M T, et al. Low acceptance of treatment in the elderly for the secondary prevention of osteoporotic fracture in the acute rehabilitation setting［J］. Aging Clin Exp Res, 2010, 22（3）: 231-237.

［28］中华医学会骨质疏松和骨矿盐疾病分会.原发性骨质疏松症诊治指南［J］.中华骨质疏松和骨矿盐疾病杂志，2011, 4（1）: 2-17.

［29］PORTHOUSE J, COCKAYNE S, KING C, et al. Randomized controlled trial of calcium and supplementation with cholecalciferol（vitamin D_3）for prevention of fractures in primary care［J］. BMJ, 2005, 330（7498）: 1003-1006.

［30］North American Menopause Society. Estrogen and progestogen use in postmenopausal women: 2010 position statement of The North American Menopause Society ［J］. Menopause, 2010, 17（2）：242-255.

［31］SIRIS E S, BILEZIKIAN J P, RUBIN M R, et al. Pins and plaster aren't enough: a call for the evaluation and treatment of patients with osteoporotic fractures ［J］. J Clin Endocrinol Metab, 2003, 88（8）：3482-3486.

［32］RUNGE M, SCHACHT E. Multifactorial pathogensis of falls as a basis for multifactorial interventions ［J］. J Musculoskelet Neuronal Interact, 2005, 5（2）：127-134.

第三节 围手术期并发症

骨科术后并发症好发于术后 4 天内，老年髋部骨折围手术期总并发症发生率为 19.26%，高于一般骨科患者术后总并发症发生率。据估计，年龄≥ 65 岁的人群中，有 60% ～ 88% 的人至少有 1 种合并疾病。

一、死亡原因及危险因素

多数老年患者常合并基础疾病（如高血压、糖尿病、冠心病等）及全身多功能脏器异常，常导致术后严重并发症及高死亡率。

研究表明，年龄增长、营养不良、术前合并高血压、糖尿病、心功能不全、ASA 分级≥ 3 级、WBC 计数升高、低钾血症、低白蛋白血症、全身麻醉及手术时间≥ 3 天是老年髋部骨折患者围手术期并发症的危险因素，严重时可导致死亡。

（一）年龄增长

随着年龄的增长，髋部骨折患者死亡率急剧上升。研究表明，60 岁男性术后 6 个月内死亡率为 5.5%，70 岁死亡率为 11.2%，80 岁死亡率为 22.8%，90 岁死亡率为 46.1%。年龄≥ 75 岁的女性患者死亡率为 28.71%，而＜ 75 岁的女性患者死亡率为 10.64%。75 ～ 84 岁行全髋关节置换术（THA）的老年患者比 65 ～ 74 岁行 THA 的老年患者的术后并发症发生率高 24%。

（二）营养不良

目前，评估营养不良最常用的指标主要是血清白蛋白水平和淋巴细胞数量。血清白蛋白水平下降可提高患者术后切口感染、肺部感染及脓毒血症的

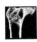

发生率，从而缩短术后生存时间。研究结果显示，术前血清白蛋白水平＜35 g/L 的患者死亡率为 32.06%，而血清白蛋白水平≥35 g/L 的患者死亡率为 1.80%；术前血清淋巴细胞数量＜1500 个/毫升的患者死亡率为 38.10%，而血清淋巴细胞数量≥1500 个/毫升的患者死亡率为 2.92%。

研究表明，术前低 Hb、TCL、Alb 的贫血患者在术后 30 天内的死亡率要高于没有贫血的患者，术后并发症发生率也明显高于非贫血患者；术前血红蛋白水平＜10 g/L 的患者死亡率为 32.50%，而血红蛋白水平≥10 g/L 的患者死亡率为 4.10%。

（三）电解质紊乱

①术前低血钾：老年髋部骨折患者术前低血钾能间接反映出其饮食、营养状况，因手术及麻醉的影响，导致术后饮食、营养状况恶化。

②低钠血症：经研究表明，约 13 名患者中就有 1 位有术前低钠血症，可见低钠血症的普遍性。术前低钠血症患者的 30 天围手术期死亡率比术前没有低钠血症的患者增加 44%，由此，低钠血症是发生重大冠脉事件、伤口感染和肺炎的高危因素。

③术前白细胞计数升高：白细胞（WBC）计数作为炎性指标之一，常提示存在感染。

（四）术前并存疾病

术前并存疾病有 3 种及以上的患者死亡率为 29.25%，而少于 3 种的患者死亡率为 1.05%。

（五）术前 ASA 分级高

ASA 分级是美国麻醉医师协会（ASA）根据医师对患者麻醉前的体质状况和手术危险性的判断对患者进行分类。ASA 分级为Ⅲ～Ⅳ级的患者死亡率为 38.18%，而 ASA 分级为Ⅰ～Ⅱ级的患者死亡率为 1.52%。

（六）心功能不全

心功能不全、心律失常为影响术后不良结果的重要因素。

（七）手术时间延迟

研究结果提示，伤后 4 天内进行手术的患者其术后病死率无差异，但伤后 4 天后再进行手术则会使术后病死率升高；髋部骨折手术延迟超过 48 h 会提高术后肺栓塞、肺部感染并发症的发生率。

二、肺部感染

（一）肺部感染的特点

①老年患者由于本身免疫功能低下，并发症增多，围手术期合并肺部感染的症状通常不典型，可能没有发热、白细胞计数升高等典型病症，仅表现为精神萎靡不振等。

②发病更为迅速，处理困难，对缺氧和高碳酸血症的敏感性减弱，自体调控能力下降，易导致术中或术后呼吸衰竭。

③老年人保护性气道反射减弱，易发生误吸。

（二）肺部感染的危险因素

慢性阻塞性肺病、入住 ICU、机械通气、手术时机及手术时间、年龄和吸烟史等是老年骨折患者术后合并医院获得性肺炎的独立危险因素。

1.肺部慢性病变

如慢性支气管炎、肺气肿等为肺部感染发生的高危因素。老年患者多存在慢性阻塞性肺病病史，长期的慢性病变及抗生素、激素等的使用使肺部结构发生改变，肺功能储备也明显下降，在遭受各种应激下容易并发肺部感染。

2.入住重症监护病房（ICU）

ICU 是危重病患者集中的场所，也是各类病原菌、耐药菌高密度分布的区域。骨折术后入住 ICU 的老年患者大多病情严重，免疫功能极度低下，加上机械通气及气管有创性操作等，使老年患者围手术期肺部感染高发，是老年髋部骨折患者术后合并肺部感染的高危因素（OR = 7.890）。

3.机械通气

研究显示，机械通气是肺部感染的高危因素。行机械通气的老年骨折患者合并肺部感染的风险明显增加，老年患者本身免疫功能及肺功能储备较差，行机械通气过程中的有创操作，细菌随气管导管下行进入呼吸道加上呼吸器械的污染等因素，均可导致老年患者肺部感染的发生。

4.手术时机及手术时间

手术时机及手术时间是老年骨折患者术后合并医院获得性肺炎的高危因素。研究认为，一般在创伤后 3 天内进行手术，可明显降低患者手术并发症发生率，但手术时间延长与术后合并肺部感染相关性的原因尚不明确。

5. 年龄和吸烟史

①高龄患者肺的顺从性差，肺活量减少，残气量增加，加之骨折后长期卧床，使呼吸道分泌物难以咳出，淤积于中小气道中成为细菌的良好培养基，易导致坠积性肺炎的发生。②老年人脑细胞功能的减退对缺氧或高碳酸血症的敏感性减弱，极易导致呼吸功能的异常。③有长期吸烟史的高龄患者小气道狭窄，且黏液纤毛以及咳嗽反射对异物的清除率降低，肺部的通透功能减弱，呼吸道黏液分泌增多，易导致肺部感染。

（三）肺部感染的预防

1. 术前预防

①深呼吸、咳嗽、咳痰训练，预防术后因长期卧床而导致肺部并发症的发生。

②床上进食训练，避免发生呛咳和误吸。

③教会患者和陪护人员正确的卧位和翻身方法，并定时进行肢体和关节功能锻炼。

④戒烟指导，提供必要的心理支持。

2. 术后预防

①注意复查患者的血常规、CRP、胸部 X 射线片，以了解有无感染。

②进行血降钙素原（PCT）测定。PCT 是一种细菌感染和脓毒症的新的有效诊断标志，其浓度不受已存在的疾病如癌症、变态反应或自身免疫性疾病的影响。

③如有肺部感染征象，应及时送检痰液，根据药物敏感试验结果选用有效的抗生素。

④血氧饱和度监测有助于及时发现低氧血症，必要时行血气分析检查，给予氧疗并加强拍背。

⑤鼓励患者做深呼吸、咳嗽运动，防止坠积性肺炎的发生。

⑥静脉输注盐酸氨溴索，以及氨溴索加复方异丙托溴铵气雾剂雾化吸入，有助于清除分泌物，保持呼吸道通畅。

⑦术后如能尽早下地，既有利于预防肺部感染，又可对患肢进行功能锻炼。

三、老年心血管疾病

心血管疾病又称为循环系统疾病，是一系列涉及循环系统的疾病。近年来，心血管疾病的病发率越来越高，常见心血管疾病有冠心病、心绞痛、肺心病、心律失常、心力衰竭等。

（一）老年心血管疾病的特点

1. 心跳过缓

老年心脏的主要变化是心搏次数减少，窦性心律随年龄的增加而下降。一般认为，60 岁以上老年人的心率每分钟在 55 次以上，只要节律规整，即属正常。如果每分钟在 50 次以下，并伴有心律不齐，经过运动或注射阿托品等药物，心率仍不增加或增加很少，则属病理性变化。

2. 心搏量减少

心搏量减少主要表现为腰膝酸软、下肢无力、心慌气短、头晕眼花、视物不清、经常疲劳等症状。

3. 心律不齐

心律不齐是老年人心脏的一个较为突出的特点，患者通常无自觉症状，只有在体检时才能发现。轻度心律不齐不需要治疗，而重度心律不齐易造成心力衰竭，需及时而妥善地处理，以免造成更严重的危害。

4. 收缩压增高

收缩压可随着年龄的增加而增高，而舒张压却保持相对稳定。收缩压增高、脉压增大是动脉硬化的标志。

5. 老年心电图特点

①P 波振幅降低，胸导联 P 波可见切迹；②P～R 间期轻度延长；③QRS 电轴左偏，振幅降低，时间延长，有可见切迹；④Q～T 间期随年龄增长而延长；⑤T 波低平，部分人 V4～6 导联 ST 段轻度压低。

6. 老年心脏超声心动图特点

①心脏每搏心排出量减少；②左房室瓣前叶活动明显减弱；③EF 斜率下降速度减慢；④室间隔增厚；⑤主动脉内径增宽和管壁活动幅度减弱。

（二）老年心血管疾病检查的项目

临床上，根据老年心血管疾病的特点，常用检查的项目和指标有 C 反应蛋白（CRP）、脑钠肽（BNP）或氨基末端前脑钠肽（NT-proBNP）、纤维

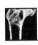

蛋白原、血红蛋白、高敏肌钙蛋白T（hs-TnT）、肌酸激酶同工酶（CK-MB）、心电图、动态心电图（Holter）、超声心动图，必要时行冠状动脉螺旋CT检查。

（三）预防性药物治疗方法

目前，在围手术期可通过增加已用药物剂量或增加抗缺血药物种类加强对冠状动脉性心脏病的治疗，如β受体阻滞剂、他汀类药物、抗血小板药。术前应用β受体阻滞剂可以降低非心脏手术患者术后心肌缺血和心房颤动等心律失常的发生率，降低心血管并发症的发生率和病死率。β受体阻滞剂特别适合术前高血压的治疗。同时，术前应积极治疗和改善贫血，尽量维持血红蛋白水平＞100 g/L。术前降压治疗应尽早开始，血压应控制在（140～160）/（80～90）mmHg（1 mmHg = 0.133 kPa）。

2018年美国心脏学院（ACC）发表共识，对于所有Ⅱ型糖尿病患者，均应使用有心血管保护作用的降糖药物。有证据表明，钠–葡萄糖协同转运蛋白2（SGLT-2）抑制剂恩格列净和卡格列净，以及胰高血糖素样肽–1（GLP-1）受体激活剂利拉鲁肽可改善糖尿病患者心血管疾病结局。共识建议，使用这3种药物的指征为：合并Ⅱ型糖尿病和动脉粥样硬化性心血管疾病的患者；在确诊心血管疾病时，Ⅱ型糖尿病患者的治疗方案中未包含这几种药物者；已确诊为心血管疾病且新发现有Ⅱ型糖尿病者。

（四）加强药物不良反应的观察要点

①老年患者使用β受体阻滞剂可能会发生心动过缓、心肌收缩力抑制、支气管痉挛等药物不良反应。

②由于服用血管紧张素转换酶抑制剂（ACEI）或血管紧张素受体拮抗剂（ARB）的患者在术中更容易出现低血压，建议在手术当天早上停用ACEI和ARB类药物，改服钙通道阻滞剂（CCB）。

③复方利血平属于肾上腺素能神经元阻断性抗高血压药，其通过耗竭周围交感神经末梢的肾上腺素和心、脑等组织的儿茶酚胺和5–羟色胺以起到降压的作用，导致患者对麻醉药物的心血管抑制作用非常敏感，容易发生严重的低血压和心率减慢，行椎管内阻滞麻醉时尤为明显。同时，由于患者体内的儿茶酚胺被耗竭，麻黄碱和多巴胺等间接交感神经激动药的升压效果差，故术前需停用复方降压片等含有利血平的药物。

四、围手术期贫血与输血

（一）围手术期贫血的临床意义

老年髋部骨折患者是一个特殊的人群，需要多学科的临床医师合作，综合评估、决策。髋部骨折围手术期贫血会提高患者并发症发生率及死亡率。美国国家外科质量改善计划（NSQIP）将所纳入的数据进行分析后发现，术前贫血者占30.5%，所有贫血患者围手术期心肺并发症、泌尿感染及静脉血栓发生率明显高于无贫血组，术后30天内死亡率是无贫血组的1.42倍。有研究表明，术后贫血组在术后30天内死亡率为13%，无贫血组为6%，对术后第6个月和第12个月的死亡率进行比较后发现，贫血组比无贫血组分别高2.9倍和2.6倍。另一项研究表明，重度贫血组比轻度贫血组术后1年内死亡风险高出5倍之多。总之，对于老年髋部骨折，围手术期贫血是预后不良的危险因素，不管是术前贫血还是术后贫血，均提示有更差的临床结局，需引起临床医师的重视。

隐性失血是老年髋部骨折贫血的一个显著特点。隐性失血是 Sehat 等人于2000年提出，主要在人工髋膝关节置换术中得到广泛关注与研究，其研究结果表明，髋部骨折患者术后平均隐性失血量约为 693.55 ± 318.31 mL，是术中出血量的6倍以上。由此可见，围手术期隐性失血是髋部骨折的主要失血途径。患者入院至手术前这段时间即有明显的 Hb 降低，最多可达 23.3 g/L。在髋部骨折中通过 Hb 改变计算得到的总失血量要远远超出我们肉眼可见的失血，其隐性失血比显性失血最多可高出6倍。按照不同手术方式统计，使用空心钉简单固定显性失血为 50 mL，隐性失血为 547 mL；动力髋螺钉固定或关节置换的显性失血均为 200 mL，隐性失血为 987～1253 mL；髓内钉固定的显性失血为 500 mL，隐性失血为 1473 mL。最近的研究也证实了髋部骨折隐性失血的存在，并进一步说明了这种隐性失血可能在骨折之后至手术之前就已存在。

（二）围手术期贫血的病理生理特点

①细胞溶血作用：手术及创伤后内环境改变，产生大量氧自由基，与细胞膜中的多价不饱和脂肪酸发生脂质过氧化反应，使细胞膜渗透性增加，造成细胞肿胀破裂，引起溶血反应，术后及创伤后可观察到患肢肿胀、皮下出血、瘀斑形成。一项髋膝关节置换术的研究发现，采取自体血收集回输者的隐性

失血比不采用自体血回输者平均高出 334 mL，认为多出来的隐性失血量是因为自体血回输后溶血所致，并估计至少 40% 的隐性失血为溶血所致。

②血液渗入组织间隙：研究使用放射性同位素标记红细胞，发现术后大量标记的红细胞进入组织间隙，且不参与体循环，造成血红蛋白水平进一步下降，分析原因可能是骨髓内脂肪及骨碎屑等导致毛细血管床异常开放。证实了围手术期血液大量进入组织间隙及积留在关节内这一观点。一项临床研究显示，50 例髋部骨折患者术前血红蛋白平均下降 22.2 g/L，认为隐性失血的原因与最初的创伤有关，骨折之后至手术之前发生了血液淤积。

③由于术前的脱水状态和红细胞重分布延迟，导致术前患者的血红蛋白无明显异常，术后补液后机体的失水状态被纠正，失血状态逐渐表现出来。

④其他组织器官出血，如消化道出血等。

（三）围手术期输血及适应证

近年来，大部分的输血指南均不再推荐以 Hb 高低作为判断输血必要性的唯一条件。2000 年的输血指南认为 Hb ＜ 7 g/dL 时可输入浓缩红细胞，对于严重贫血的患者必须输血治疗。2009 年，美国危重病急救医学学会（American College of Critical Care Medicine，ACCM）提出，应当避免单独使用 Hb 作为输血的触发点，并结合个体血容量状态、卒中表现、贫血程度和持续时间以及心肺功能参数来决定是否应该输血。但在临床上这些评价参数难以用于指导输血实践，目前也缺乏可靠的随机对照试验的证据支持。以往临床上常用"10/30 原则"，即术前 Hb 必须在 100 g/L 以上或血细胞比容在 30% 以上。对于老年髋部骨折患者来说，基础心肺功能较差，心脑等重要脏器供氧对 Hb 变化十分敏感，因此适当放宽输血指征以保持较高 Hb 似乎更有利于患者顺利渡过围手术期和术后功能恢复。

Barr 等人对骨科手术患者输血的相关因素进行综合分析，发现影响输血的独立风险因素有 2 个，即低血红蛋白水平和高龄。血红蛋白阈值为 60 ～ 100 g/L。当患者伴有贫血症状时，阈值为 85 ～ 120 g/L；没有贫血症状时，阈值为 60 ～ 90 g/L。

美国 20 家医院在行手术治疗的 8787 例髋部骨折患者中，发现患者住院期间 Hb 值在 80 ～ 100 g/L 时，只有 55.6% 的患者接受输血；当 Hb 值低于 80 g/L 时，有 90.5% 的患者接受输血。因此，对于 Hb ＜ 80 g/L 或伴有贫血症状的患者应当及时给予异体输血。而当 Hb 值在 80 ～ 100 g/L 时是否应该及时给予输血，目前仍无可靠证据支持，应当结合患者特点及临床医师经验给予适当的处理。目前，临床医师均应用严格的输血方案进行标准化治疗（见图 2），此方案适用于没有活动性出血的病情稳定的患者。

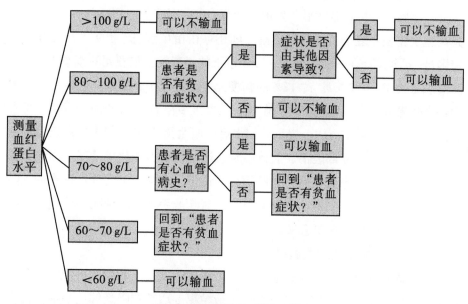

图 2 输血方案标准化治疗图

（四）围手术期贫血的预防

有报道称 65 岁以上的老年贫血患者中，有 1/3 是由营养不良所引起，因此，补充铁剂及叶酸对这类患者是简单有效的办法。在术前补充铁剂和叶酸可有效地降低骨科择期手术患者术后贫血发生率并减少输血量，对于非营养不良性贫血患者，给予促红细胞生成素（EPO）也是有效的替代办法。值得注意的是，在给予 EPO 的同时必须补充铁剂和叶酸。

亦可选择使用氨甲环酸。氨甲环酸是一种抗纤溶药物，作用机制为与纤溶酶原结合，阻止纤溶酶降解纤维蛋白。研究发现，不使用氨甲环酸组和使用氨甲环酸组的显性红细胞、隐性红细胞丢失量分别为 95.43±17.72 mL 和 48.84±15.04 mL、322.37±57.69 mL 和 169.89±58.50 mL，说明氨甲环酸能明显减少单侧全髋关节置换术的显性失血及隐性失血。髋部骨折、髋关节置换的患者经氨甲环酸治疗，术后出血和输血明显减少，且深静脉栓塞事件也未

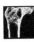

增加，对减少髋部骨折围手术期失血有显著效果。该方法为手术开始时给予20 mg/kg 氨甲环酸加入 250 mL 生理盐水静脉滴注。

五、术后脑梗死

老年髋部骨折患者术后并发的脑梗死（CE）是少见且严重的并发症之一，其病理变化相当复杂，在各种机制之间还存在相互影响，预防性治疗存在一定困难。据报道，在一般手术中，50 岁以下的患者发生脑梗死的概率小于 1%，高龄患者为 1%～2.5%；约 17% 的脑梗死发生在术中，83% 发生在术后，术中约半数患者出现一定程度的低血压。低血压多在术后 24 小时内发生，患者发病基本上在术后 1 周内，提示我们术后早期尤其是 24 小时内应严密监测患者的神志、语言、面部表情、肢体感觉、运动及肌力变化等情况。因此，提高对老年髋部骨折患者术后并发脑梗死的认识，术中、术后进行正确的预防和治疗，有效地预防和治疗各种并发症，对降低手术后脑梗死的致残率、提高患者的生存质量有重要意义。

（一）术后脑梗死的发病机制

术后继发脑梗死的发病机制目前尚不明确，其发生和发展可能为多种因素所致，高血压、高血糖、高血脂、血液黏稠度增高和吸烟等均是脑梗死发病的高危因素。

①术后血性降解产物 5- 羟色胺、组织胺、血管内皮素及出血后所产生的自由基，对脑血管形成持续性刺激，产生或加重脑血管痉挛，促进血栓形成和神经细胞坏死，引起脑梗死。②术中输血可使血细胞变形性明显下降，表现为滤过阻塞率升高，骨折及手术导致脂肪栓塞亦可成为脑梗死栓子的一个来源。③手术期间控制血压过低、术中出血过多、扩容的液体补充不足造成低血压，术后禁食、补液量相对不足，更加重了脑组织的低灌注，造成脑组织灌注不足，脑细胞缺血、缺氧。④基础疾病如糖尿病患者由于长期糖代谢紊乱，引起微循环障碍、组织血缺氧、血小板功能异常，促使血栓素 A_2 及许多损伤物质如转化因子的产生或增加，导致血内皮细胞损伤，并激活内源性凝血系统，使机体处于高凝状态。高血糖及高血脂容易引起颅内大小血管的粥样硬化。高龄致血小板黏性增强，血管内膜粗糙、凹凸不平。⑤凝血机制改变，颅脑损伤后由于脑出血，早期激活了体内凝血系统，以及术后应用

了止血药物，容易使血小板、红细胞凝集在血管损伤部位形成血栓。

（二）术后脑梗死的临床表现

①手术后突然出现意识状态改变或出现神经系统定位体征，表现为神志淡漠、言语不清、躁动、嗜睡和昏迷、单肢瘫或偏瘫。

②一度血压偏低，并持续一段时间，经提高基础血压或适当补充液体量或改善心功能等治疗措施后病情好转。

③脑 CT 表现为梗死区呈明显低密度区，多为底边向外的三角形或扇形。

④ MRI 示 T1 加权像为低信号，T2 加权像为高信号。

（三）术后脑梗死的诊断标准

根据中华神经科学会《各类脑血管疾病诊断要点》中关于 CE 的诊断标准为：

①突然起病，局灶性神经功能障碍迅速达高峰。

②有栓子来源，经心脏查体、心电图、超声心动图和 X 线片等证实。

③脑栓塞经 CT 或 MRI 检查证实。

④身体其他脏器有栓塞证据。

（四）术后脑梗死的治疗原则

①治疗脑水肿，预防脑疝：脑水肿发作一般 2 ～ 6 天为高峰，一旦脑梗死诊断明确，治疗首先应尽快降低颅内压，使用脱水剂。

②改善脑缺血区的血供：溶栓复流，6 小时内进行抗凝溶栓治疗，溶栓治疗前应检查出凝血时间及血小板计数，如血小板计数每立方毫米小于 6 万，则表示有出血倾向。有条件时可检测纤溶系统及凝血系统功能，如凝血酶原时间及活动度、纤维蛋白原含量、纤维蛋白降解产物等。

③给予脑细胞保护剂，促进脑细胞代谢，可选择血管扩张药，稳定情绪和血压等。

④应用血液稀释疗法。

⑤加强护理，防止并发症，如心律失常、肾功能减退、内分泌危象、水电解质酸碱平衡失调及感染等。

⑥尽早开始康复治疗。

（五）术后脑梗死的防治措施

①密切监测血压、血糖、血脂及血液流变学的变化，发现异常及时予以

纠正，尤其注意夜间血压波动下降的时段。

②对于高龄高血压患者，术中及术后控制血压不能过低，可应用药物平缓降低血压，维持患者的血压在平时血压的中度水平。

③对于高血糖患者，围手术期控制血糖高低水平至关重要，宜将血糖控制在稍高水平，通常为 7.8～10.0 mmol/L。

④对于心房纤颤患者，应常规检查心脏彩超，以提高心内栓子的检出率。有可能发生心源性脑栓塞的心律失常患者应常规做心电监测。胸部 X 线片提示主动脉有钙化者术后易发生升主动脉夹层分离和主动脉粥样斑块脱落，手术前应进一步检查 CT 或行血管超声检查。

⑤术中可适当用一些低分子右旋糖酐等扩容，既可保持脑内一定的灌注压，又能稀释血液，降低血液黏滞度，改善微循环。输液量每日为 2000～2500 mL，其中等渗盐水 500 mL，低分子葡萄糖 500 mL 内加入复方丹参注射液 20 mL 静脉滴注，这样能有效地抑制血小板聚集，降低血液黏稠度，防止脑梗死的发生。

六、消化性溃疡

（一）消化性溃疡的特点

消化性溃疡通常表现为腹胀、胃灼热、厌食、恶心、呕吐、腹泻、呕血、便血等消化道功能紊乱或应激性溃疡上消化道出血。

（二）消化性溃疡的发病机制

①老年人由于生理改变，组织器官老化和功能衰退，免疫机能下降，胃黏膜血管硬化，血流量减少，胃上皮再生能力降低，腺体萎缩及黏液分泌减少，减低胃蛋白酶的消化作用和灭菌作用，削弱了胃黏膜的保护作用，致胃黏膜易被胃酸和胃蛋白酶破坏，使胃黏膜糜烂、溃疡、出血。或者骨折后患者由于疼痛，使用非甾体抗炎镇痛药物，破坏胃黏膜屏障，对胃肠道黏膜造成损伤，使胃黏膜糜烂、溃疡、出血。

②髋部骨折出血量大，老年患者体液量减少、储备血量下降、动脉硬化，血容量快速丧失，调节能力明显下降，导致胃肠道正常黏膜上皮细胞屏障功能受损，同时如有组织的缺血再灌注，又引致自由基对细胞完整性破坏和毒性超氧化蓄积。这些超氧化物还可促使中性粒细胞在受损组织中浸润，并活

化和释放具细胞毒性的蛋白酶,进一步引起炎性介质介导的损伤结果,导致肠道内细胞或其毒素越过肠壁移位,经淋巴或门静脉途径侵害机体其他部位。

③老年患者肝细胞数减少,变性结缔组织增加,易造成肝纤维化和硬化,肝功能减退,蛋白合成能力下降;同时由于老年人消化吸收功能差,可能引起低蛋白血症明显升高,易出现组织水肿,胃肠水肿致使消化道功能明显受损,心脏负荷增加,血容量进一步下降,从而引发心功能不全、肺水肿、血栓等一系列严重的并发症。

(三)消化性溃疡的治疗原则

以预防为主。术前、术后可预防性使用制酸剂,术中补足失血量,并尽量缩短手术时间。但是,对于一般性的上消化道溃疡患者,尤其是老年患者,服用抗酸药尤其是质子泵抑制剂的疗程不宜过长,一般口服 4 ～ 8 周为宜。

七、术后谵妄

术后谵妄是指患者在术前精神状况良好,无精神异常,在手术后数天内发生意识、认知、记忆、定向以及睡眠等方面的紊乱,是一种可逆的、具有波动性的急性精神紊乱综合征,通常又称术后谵妄、术后认知障碍等。研究表明,抑郁和谵妄状态会影响老年髋部骨折患者早期功能的恢复。早期发现、预防和治疗老年髋部骨折患者的抑郁和谵妄状态,对患者术后康复有积极作用。

(一)术后谵妄的特点及分型

术后谵妄急性起病,病情反复,患者注意力缺失,思维紊乱,意识改变。可分为谵妄型、抑郁型和混合型。

(二)术后谵妄的发病率

术后谵妄症状通常出现在术后 2 小时至 7 天内,其中术后 24 小时内发病率为 15%,夜间较多见,持续时间 1 ～ 5 小时。国外 Parikh 等人报道老年人术后谵妄发生率为 10% ～ 15%,国内报道术后谵妄总发生率为 17.89%,其中骨科手术组发生率为 11.76%。其发病率因患者的年龄、麻醉方式、手术方式的不同而不同。

①年龄:年龄大于 65 岁的老年人发病率是年轻人的 2 ～ 10 倍,年龄大于 75 岁的患者发病率比年龄为 65 ～ 75 岁的患者高 3 倍。

②麻醉方式:全麻手术的发病率为 7.24%,腰硬联合麻醉手术的发病率

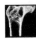

为 2.69%。

③手术方式：髋部骨折术后谵妄发病率为 9.5%～25%，人工髋关节置换术后谵妄发病率为 5.90%～8.99%。

（三）术后谵妄的发病因素

①易发因素包括高龄、高血压、糖尿病、长期服用某些药物、酗酒、感官缺陷、心理和环境因素影响等。

②促发因素包括应激反应、创伤、手术、术中出血和输血、脑血流降低、脑血管微栓子的形成、低血压、术后低氧血症、血糖波动及电解质紊乱等。

（四）谵妄评定方法

谵妄评定法（The Confusion Assessment Method，CAM）是由美国 Inouye 教授编制的谵妄诊断用量表。CAM 根据 DSM-Ⅲ-R 谵妄的诊断标准建立，用于老年谵妄的临床辅助诊断，具有比较好的信度和效度，其研究成果被广泛引用。国内李娟、邹义壮等学者根据我国临床的实际情况和特点，对 CAM 原有的项目建立等级评定，设立详细的评分定义，成为适合临床使用的老年谵妄评定工具。通过临床现场测试，对其信度、效度和可操作性进行评价，建立了 3 个因子量表和诊断算法，并开发了 CAM-CR 的计算机辅助诊断程序（见表 5）。

表 5　老年谵妄测验表（CAM-CR）

编号	测评内容	不存在（1分）	轻度（2分）	中度（3分）	严重（4分）	得分（分）
1	急性起病（判断从前驱期到疾病发展期的时间）	不存在	3～7天	1～3天	1天	
2	注意障碍（请患者按顺序说出 21～1 之间的所有单数）	不存在	1个或2个错误	3个或4个错误	5个及以上错误	
3	思维混乱	不存在	偶尔短暂的言语模糊或不可理解，但尚能顺利交谈	经常短暂的言语不可理解，对交谈有明显的影响	大多数的时间言语不可理解，难以进行有效的交谈	

续表

编号	测评内容	不存在 （1分）	轻度 （2分）	中度 （3分）	严重 （4分）	得分 （分）
4	意识水平的改变	机敏 （正常）	警觉（对环境刺激高度警惕、过度敏感）	嗜睡（瞌睡，但易于唤醒）或昏睡（难以唤醒）	严重昏迷（不能唤醒）	
5	定向障碍	不存在	偶尔短暂地存在时间或地点的定向错误（接近正确），但可自行纠正	经常存在时间或地点的定向错误，但自我定向好	时间、地点及自我定向均差	
6	记忆力减退（以回忆 MMSE 中的3个词为主）	不存在	有1个词不能回忆或回忆错误	有2个词不能回忆或回忆错误	有3个词不能回忆或回忆错误	
7	知觉障碍	不存在	只存在幻听	存在幻视，有或没有幻听	存在幻触、幻嗅或幻味，有或没有幻听	
8	精神运动性兴奋	不存在	偶有坐立不安，焦虑、轻敲手指及抖动	反复无目的地走动、激越明显	行为杂乱无章，需要约束	
9	精神运动性迟缓	不存在	偶尔比先前的活动、行为及动作缓慢	常保持一种姿势	木僵状态	
10	波动性	不存在	一天之中偶尔地波动	症状在夜间加重	症状在一天中剧烈波动	
11	睡眠—觉醒周期的改变（患者日间过度睡眠而夜间失眠）	不存在	日间偶有瞌睡，且夜间时睡时醒	日间经常瞌睡，且夜间时睡时醒或不能入睡	日间经常昏睡而影响交谈，且夜间不能入睡	
总分						

注：总分为19分以下提示该患者没有谵妄，20～22分提示该患者可能有谵妄，22分以上提示该患者有谵妄。

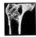

（五）预防措施

①纠正电解质紊乱。

②治疗术前合并有基础病。

③缩短手术麻醉时间。

④控制术中失血量。

⑤纠正低血色素、低氧血症。

⑥围手术期全程镇痛。

（苏瑞鉴　黄有荣）

参考文献

［1］KANIS J A，ODEN A，JOHNELL O，et al. The components of excess mortality after hip fracture［J］. Bone，2003，32（5）：468-473.

［2］王晓伟，孙天胜，刘智，等.老年髋部骨折手术疗效的危险因素分析[J].中华创伤骨科杂志，2011，13（9）：811-816.

［3］方秀统，丁立祥，陈迎春，等.高龄髋部骨折患者术后并发症及死亡原因分析［J］.中国老年学杂志，2010，30（17）：2531-2532.

［4］KAMATH A F，MCAULIFFE C L，BALDWIN K D，et al. Unplanned admission to the intensive care unit after total hip arthroplasty［J］. J Arthroplasty，2012，27（6）：1027-1032.

［5］曹光磊，沈惠良.老年骨科患者术前并存病与围手术期内术后严重结局相关性分析［J］.中国骨与关节损伤杂志，2006，21（3）：188-190.

［6］O'MALLEY NT，FLEMING F J，GUNZLER D D，et al. Factors independently associated with complications and length of stay after hip arthroplasty：analysis of the national surgical quality improvement program［J］. J Arthroplasty，2012，27（10）：1832-1837.

［7］PEEL TN，DOWSEY M M，DAFFY J R，et al. Risk factors for prosthetic hip and knee infections according to arthroplasty site［J］. J Hosp Infect，2011，79（2）：129-133.

［8］LEUNG A A，MCALISTER F A，ROGERS SO Jr，et al. Preoperative hyponatremia and perioperative complications［J］. Arch Intern Med，2012，172（19）：1474-1481.

［9］CHECHIK O，AMAR E，KHASHAN M，et al. In support of early surgery for hip fractures sustained by elderly patients taking clopidogrel：a retrospective study［J］. Drugs Aging，2012，29（1）：63-68.

［10］叶枫，郑移兵，金立昆.老年髋部骨折围术期肺部感染的高危因素分析[J].疑难病杂志，2012，11（8）：602-604.

［11］姜源涛，姜源波.老年髋部骨折患者围手术期肺部感染危险因素分析［J］.中华医院感染学杂志，2013，23（21）：5185-5187.

［12］古正涛，邓小玲，郑国栋，等.颈脊髓损伤患者医院获得性肺炎及其病原菌分析［J］.中国脊柱脊髓杂志，2011，21（1）：33-37.

［13］MOUZOPOULOS G，VASILIADIS G. Fascia iliaca block prophylaxis for hip fracture patients at risk for delirium：a randomized placebo controlled study［J］. Orthop Traumatol，2009，10（3）：127-133.

［14］夏玉珍，范立军.骨质疏松伴髋部骨折临床治疗进展［J］.中国老年学杂志，2011，31（1）：172-174.

［15］吴河海，张再鸿.2型糖尿病并发肺部感染的影响因素分析［J］.中国现代医生，2013，51（29）：149-153.

［16］RAMIREZ P，BASSI G L，TORRES A. Measures to prevent nosocomial infections during mechanical ventilation［J］. Curr Opin Crit Care，2012，18（1）：86-92.

［17］LEE Y L，BLAHA M J，JONES S R. Statin therapy in the prevention and treatment of atrial fibrillation［J］. J Clin Lipidol，2011，5（1）：18-29.

［18］中华医学会糖尿病分会.中国2型糖尿病防治指南：2010年版［J］.中国医学前沿杂志：电子版，2011，3（6）：54-109.

［19］OSCARSSON A，GUPTA A，FREDRIKSON M，et al. To continue or discontinue aspirin in the perioperative period：a randomized，rolled clinical trial［J］. Br J Anaesth，2010，104（3）：305-312.

［20］中华医学会麻醉学分会.麻醉手术期间液体治疗专家共识：2007［J］.中国实用外科杂志，2008，28（6）：422.

［21］刘进.老年骨科患者手术的麻醉与康复［J］.中华老年骨科与康复电子杂志，2015，1（1）：13-15.

［22］李清平，顾海频，阮立云，等.血液稀释对全髋置换术患者血液流变学的影响［J］.临床麻醉学杂志，2001，17（10）：569.

［23］MUSALLAM K M，TAMIM H M，RICHARDS T，et al. Preoperative anaemia and postoperative outcomes in non-cardiac surgery：a retrospective cohort study［J］. Lancet，2011，378（980）：1396-1407.

［24］FOSS N B，KRISTENSEN M T，KEHLET H. Anaemia impedes functional mobility after hip fracture surgery［J］. Age and Ageing，2008，37（2）：173-178.

［25］BHASKAR D，PARKER M J. Haematological indices as surrogate markers of factors affecting mortality after hip fracture［J］. Injury，2011，42（2）：178-182.

［26］KUMAR D，MBAKO A N，RIDDICK A，et al. On admission haemoglobin in patients with hip fracture［J］. Injury，2011，42（2）：167-170.

［27］FOSS N B，EHLET H. Hidden blood loss after surgery for hip fracture［J］. J Bone Joint Surg（Br），2006，88（8）：1053-1059.

［28］SMITH G H，TSANG J，MOLYNEUX S G，et al. The hidden blood loss after hip fracture［J］. Injury，2011，42（2）：133-135.

［29］吴在德，吴肇汉.外科学［M］.7版.北京：人民卫生出版社，2008.

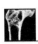

［30］NAPOLITANO L M，KUREK S，LUCHETTE F A，et al. Clinical practice guideline：red blood cell transfusion in adult trauma and critical care［J］. Crit Care Med，2009，37（12）：3124-3157.

［31］LAWRENCE V A，SILVERSTEIN J H，CORNELL J E，et al. Higher Hb level is associated with better early functional recovery after hip fracture repair［J］. Transfusion，2003，43（12）：1717-1722.

［32］THEUSINGER O M，LEYVRAZ P F，SCHANZ U，et al. Treatment of Iron deficiency anemia in orthopedic surgery with intravenous iron：efficacy and limits：a prospective study［J］. Anesthesiology，2007，107（6）：923-927.

［33］傅峰，张健，姚海. 氨甲环酸对全髋关节置换术隐性失血的影响［J］. 重庆医科大学学报，2012，37（4）：359-361.

［34］SINGH J，BALLAL M S，MITCHELL P，et al. Effects of tranexamic acid on blood loss during total hip arthroplasty［J］. J Orthop Surg（Hong Kong），2010，18（3）：282-286.

［35］NOORDIN S，WATERS T S，GARBUZ D S，et al. Tranexamic acid reduces allogenic transfusion in revision hip arthroplasty［J］. Clin Orthop Relat Res，2011，469（2）：541-546.

［36］高天君，杨达宇. 围手术期不同抗凝药物对高龄股骨粗隆间骨折隐性失血和深静脉血栓的影响分析［J］. 创伤外科杂志，2012，14（3）：244-246.

［37］张丽波. 糖尿病合并脑梗塞78例分析［J］. 中国误诊学杂志，2002（256）：934.

［38］朱峰，罗声政，郑萍，等. 根除老年人消化性溃疡合并幽门螺旋杆菌感染的治疗策略［J］. 中华老年多器官疾病杂志，2012，11（5）：364-366.

［39］刘苓，赵寒冰，谭庆华. 老年人上消化道出血的临床回性分析［J］. 中华老年医学杂志，2010，29（2）：142-143.

［40］刘智，张浩，何红英，等. 老年上消化道出血患者医院感染特点及相关危险因素研究［J］. 中华医院感染学杂志，2010，20（11）：1545-1546.

［41］JOVANOVIC M，MILIC D，DJINDJIC B，et al. Importance of D-dimer testing in ambulatory detection of atypical and "silent" phlebothrombosis［J］. Vojnos-anit Pregl，2010，67（7）：543-547.

第四节　髋部骨折的管理

一、手术时机的管理

（一）髋部骨折后的危害

①髋部骨折后卧床可造成废用性骨质疏松。

②可导致原有基础病加重和并发症出现，如坠积性肺炎、褥疮、泌尿系统感染、DVT 和 PE、心血管疾病等。

（二）延迟手术的危害

髋部骨折延迟手术主要会引起心血管疾病、肺部感染、尿路感染、肺栓塞等并发症，且发生率高。

（三）延迟手术的风险因素

①患方因素：患者合并多种内科病症，病情控制不佳。

②医方因素：手术室紧张、逢节假期等。

③入院时间：星期四至星期六入院患者比平时入院患者手术延迟平均增加 0.5 ～ 1 天，见图 3。

④ASA 身体状况评分、术前心脏评估等是导致手术延迟的独立风险因素。其中，ASA 2 ～ 4 分，延迟 1.4 ～ 3 天不等；心脏疾病需要进行术前评估，手术延迟较多，平均延迟 3.2 天。

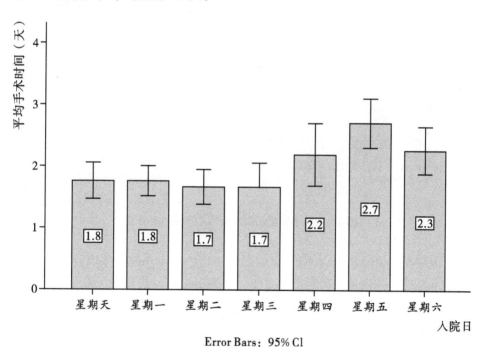

Error Bars：95% Cl

图3　患者入院时间与手术延迟时间的关系

（四）手术时机与术后并发症的关系

大多学者研究认为手术时机与手术并发症的发生率无明显关联。通过严

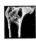

格的统计学方法研究发现，超过 96 h 行手术的患者与 48 h 内行手术的患者，死亡率无明显差别。但患者入院后如延迟手术超过 3 天，其骨折后 1 年内的死亡危险性将成倍增加。

美国骨科医师学会发布的《老年髋部骨折临床指南》推荐，伤后 48 h 内手术在死亡率、疼痛、并发症、住院时间等方面均有更好结果。加拿大麻醉医师协会的一项系统评价结果显示，手术延迟超过 48 h，30 天内的死亡率增加 41%，1 年内死亡率增加 32%，见图 4。

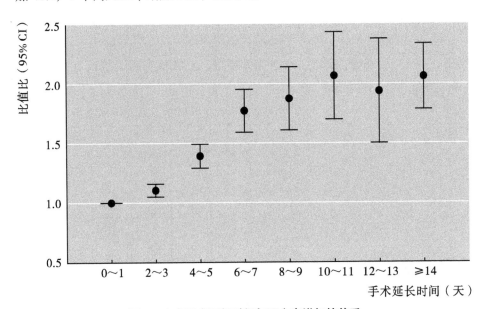

图 4　患者手术延长时间与死亡率增加的关系

英国学者在 BMJ 发表的一项研究显示，患者手术延迟 1 天以上与 24 h 内手术相比，院内死亡风险增加 27%，呈递增趋势，尤其在 5 天以后死亡风险增加 50% 以上。有研究显示，手术延迟时间与 30 天死亡率、90 天死亡率有明显关系，见图 5。

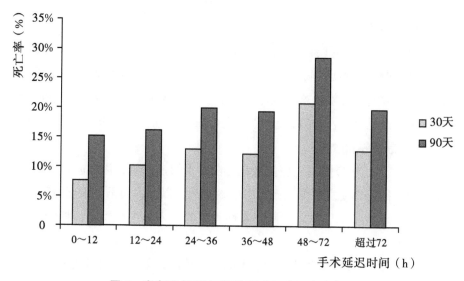

图 5 患者手术延迟时间与院内死亡风险的关系

因此，早期手术能降低术后的死亡率，且有利于减少伤后并发症和防止全身情况恶化。对于身体条件好、并发症少的患者，应争取在 48 ～ 72 h 内行手术；对于并发症多的患者，争取在纠正并发症后尽早手术。

二、疼痛的管理

（一）疼痛的定义

世界卫生组织（WHO，1979 年）和国际疼痛研究协会（IASP，1986 年）将疼痛定义为：组织损伤或潜在组织损伤引起的不愉快感觉和情感体验。1995 年，美国疼痛学会主席 James Campe ll 提出将疼痛列为"第五大生命体征"。

（二）疼痛的机理

1. 外周敏化

外周敏化（Peripheral Sensitization）是在组织损伤和炎症反应时，受损部位的细胞如肥大细胞、巨噬细胞和淋巴细胞等释放多种炎症介质，同时，伤害性刺激本身也可导致神经源性炎症反应，进一步促进炎症介质释放。这些因素使平时不能引起疼痛的低强度刺激也可导致疼痛，这就是"外周敏化"的过程。

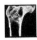

2. 中枢敏化

中枢敏化（Central Sensitization）是指组织损伤后，不仅受损伤区域对正常的无害性刺激敏感增强，邻近部位未损伤区对机械性刺激敏感也增强，即所谓的继发性痛觉过敏。这是因疼痛发生后，中枢神经系统发生可塑性变化，脊髓背角神经元兴奋性增强，呈现"止扬（wind-up）"效应，即中枢敏化过程。

（三）超前镇痛

（1）广义：在脊髓发生痛觉敏化之前给予镇痛措施，以期阻止外周损伤冲动向中枢传递，使之降低到产生中枢敏化阈值以下，而不局限于给药时间，包括术前、术中和术后持续抑制伤害性刺激的传入和炎症反应，将刺激的伤害降至阈值以下。

（2）狭义：超前镇痛是针对手术的一小阶段，如手术期间和术后一段时间内，阻断伤害性信息导致中枢敏化。

（四）疼痛的认识误区

①患者认知错误，认为疼痛是疾病的自然过程，疼痛需要忍耐，误解止痛药物的副作用而拒绝使用止痛药或过度使用止痛药。

②医务人员认识错误，仅在患者剧烈疼痛时才使用止痛药。

（五）疼痛管理的意义

①疼痛是创伤骨科最普遍并且急需解决的症状。

②术后患者应尽早进行无痛功能锻炼。

③改善患者的睡眠，促进整体康复。

④减少术后并发症，提高患者的生活质量。

⑤在解决好患者的疼痛诉求后才能让家属对进一步治疗更加放心，提高患者和家属对手术效果的整体评价和满意度。

（六）疼痛分类

1. 按疼痛持续时间和性质分类

（1）急性疼痛

新近产生并可能短期（3个月以内）存在的疼痛。

（2）慢性疼痛

持续3个月以上的疼痛。

2. 按病理学机制分类

（1）伤害感受性疼痛

伤害感受器收到有害刺激引起的反应，疼痛的感知和组织损伤有关。

（2）神经病理性疼痛

由外周或中枢神经系统损伤或疾病引起的疼痛综合征。

（七）疼痛危害

急性疼痛一般是损伤后引起的，常见于术后疼痛、创伤疼痛，损伤后持续1～3个月都属于急性疼痛，若不能及时治疗会导致神经可塑性改变，可能逐渐转为慢性疼痛，其严重危害不可估量。

慢性疼痛不仅严重影响患者的躯体功能，还可导致焦虑、抑郁和睡眠障碍，严重影响患者的日常生活，有的患者甚至因无法忍受长期的疼痛而产生自杀的念头。

（八）疼痛评估方法

1. 急性疼痛患者的评估方法

（1）口述分级法

口述分级法是根据患者口述疼痛情况进行的疼痛等级评价。疼痛评价表见表6。

表6 疼痛评价表

疼痛等级	评分（分）	临床表现	
无痛	0	无痛	
轻度疼痛（不影响睡眠）	1～3	安静平卧不痛，翻身、咳嗽、深呼吸时疼痛	1分：安静平卧不痛，翻身、咳嗽时疼痛
			2分：咳嗽时疼痛，深呼吸时不痛
			3分：安静平卧时不痛，咳嗽、深呼吸时疼痛
中度疼痛（入睡浅）	4～6	安静平卧时有疼痛，影响睡眠	4分：安静平卧时间隙疼痛
			5分：安静平卧时持续疼痛
			6分：安静平卧时疼痛较重
重度疼痛（睡眠严重受扰）	7～10	翻身不安、无法入睡	7分：疼痛较重，翻身不安，疲乏，无法入睡
			8分：持续疼痛难忍，全身大汗
			9分：剧烈疼痛无法忍受
			10分：最疼痛，生不如死

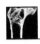

（2）视觉模拟法（VAS）

视觉模拟法适用于视觉和运动功能基本正常的患者，需要由患者估计，医生或护士测定，不能用于精神错乱或服用镇静剂的患者，见图6。

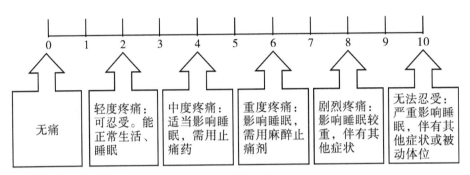

图6 视觉模拟法

（3）脸谱示意图评分法（FPS）

脸谱示意图评分法，通过观察患者的行为改变，用6个不同的面部表情（从微笑至悲伤至哭泣）来表达疼痛的程度，见图7。此方法较直观，特别适用于儿童和老年患者。

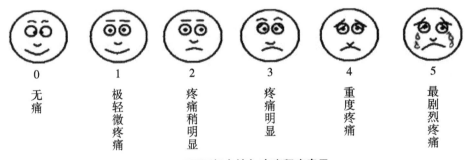

图7 不同面部表情与疼痛程度表示

2. 慢性疼痛患者的评估方法

（1）慢性疼痛概念

慢性疼痛是指由实际的或潜在的组织损伤引起的一种不愉快的感觉和情感经历持续3个月以上的疼痛，可引起情绪和心理紊乱，严重影响患者的生活质量。慢性疼痛普遍存在于老年人群中，老年人慢性疼痛的综合评估不仅要明确病因和相关因素，而且需考虑疼痛对个人行为和生活质量的影响。

（2）慢性疼痛分类

①慢性伤害性疼痛：由组织损伤或炎症引起的疼痛。常见的有软组织痛、关节痛和骨疼痛，如慢性退行性关节疾病、肌筋膜炎综合征、腱鞘炎等。

②慢性神经病理性疼痛：由神经损伤或病变引起的疼痛。常见的有幻肢痛、带状疱疹神经痛、脉管炎痛、脊髓型中枢痛、头痛、心绞痛等。

③复合性疼痛：同时存在伤害性疼痛和神经病理性疼痛，如癌痛化疗后神经痛。

（3）慢性疼痛的评估

①强度评估法：常用的有词语描述量表、视觉模拟评分法、数字评分法、面部表情评分法、5 指法等。

②混合评估法：常用的有 Mcgill 疼痛问卷表、简明疼痛问卷、疼痛知识调查问卷等。

A. Mcgill 疼痛问卷（MPQ），是由 11 个感觉类和 4 个情感类对疼痛的描述词及现在疼痛状况（PPI）和目测疼痛评分（VAS）所组成。所有描述词均用 0 ～ 3 来分别表示"无""轻""中""重"的不同程度。见表 7。

MPQ 有三种测定方法：

第 I 种为疼痛评估指数（PRI），被测者在每一组词中选一个与自己疼痛程度相同的词（没有合适的可以不选）。每个词中有 3 个数值，根据被测者所选出词在组中的位置可以得出一个数字，所有这些选出词中的数值之和即疼痛评估指数。

第 II 种为目测疼痛评分（VAS），长 10 cm，定某一点得 1 ～ 10 中的某一分值。

第 III 种为现在疼痛状况（PPI），用 6 点行为评分法（BRS-6）评定当时患者疼痛强度，即无痛（0 分）、轻痛（1 分）、引起不适感的疼痛（2 分）、具有窘迫感的疼痛（3 分）、严重的疼痛（4 分）、不可忍受的疼痛（5 分）。

表7 MPQ 疼痛问卷

I 疼痛评估指数（PRI）					
	疼痛性质	疼痛程度			
A	感觉项	无	轻	中	重
1	跳痛（throbbing）	0	1	2	3
2	射穿样痛（shooting）	0	1	2	3
3	戳穿样痛（stabbing）	0	1	2	3
4	锐痛（sharp）	0	1	2	3
5	箍紧样痛（cramping）	0	1	2	3
6	咬痛（gnawing）	0	1	2	3
7	烧灼痛（hot-burning）	0	1	2	3
8	酸痛（aching）	0	1	2	3
9	沉重痛（heavy）	0	1	2	3
10	触痛（tender）	0	1	2	3
11	劈开样痛（splitting）	0	1	2	3
以上11项相加，得疼痛感觉项总分（A）_____					
B	情感项	无	轻	中	重
1	耗竭样（tiring-exhausting）	0	1	2	3
2	受病困样（sicking）	0	1	2	3
3	害怕样（fearful）	0	1	2	3
4	受惩罚样（punishing-cruel）	0	1	2	3
以上4项相加，得疼痛情感方面总分（B）_____					
以上A、B两项相加（A+B）=疼痛总分（T）_____					
II 目测疼痛评分（VAS）					
无痛（0）————————（10分）极痛					
III 现在疼痛状况（PPI）					
0分—无痛（no pain）　　1分—轻痛（mild）　　2分—不适（discomforting） 3分—难受（distressing）　4分—可怕（horrible）　5分—极痛（excruciating）					
从 I、II、III 三项总计分：T____VAS____PPI____					

B.简明疼痛评估问卷（PBI）。

简明疼痛评估问卷

1.大多数人一生中都有过疼痛经历（如轻微头痛、扭伤后痛、牙痛）。除这些常见的疼痛外，现在您是否还感到有别的类型的疼痛？

是　　否

2.请在下列部位中选出您的疼痛部位。

头部　颈部　胸部　背部　腹部　腰部　臀部　上肢　下肢

3.请选择下面的一个数字，以表示过去24小时内您疼痛最剧烈的程度。

（不痛）0　1　2　3　4　5　6　7　8　9　10（最剧烈）

4.请选择下面的一个数字，以表示过去24小时内您疼痛最轻微的程度。

（不痛）0　1　2　3　4　5　6　7　8　9　10（最剧烈）

5.请选择下面的一个数字，以表示过去24小时内您疼痛的平均程度。

（不痛）0　1　2　3　4　5　6　7　8　9　10（最剧烈）

6.请选择下面的一个数字，以表示您目前的疼痛程度。

（不痛）0　1　2　3　4　5　6　7　8　9　10（最剧烈）

7.目前您正在接受什么药物或疗法治疗疼痛？

8.在过去的24小时内，由于药物或治疗的作用，请您选择下面的一个百分数，以表示疼痛缓解的程度。

（无缓解）0　10%　20%　30%　40%　50%　60%　70%　80%　90%　100%（完全缓解）

9.请选择下面的一个数字，以表示过去24小时内疼痛对您的影响。

（1）对日常生活的影响

（无影响）0　1　2　3　4　5　6　7　8　9　10（完全影响）

（2）对情绪的影响

（无影响）0　1　2　3　4　5　6　7　8　9　10（完全影响）

（3）对行走能力的影响

（无影响）0　1　2　3　4　5　6　7　8　9　10（完全影响）

（4）对日常工作的影响（包括外出工作和家务劳动的影响）

（无影响）0　1　2　3　4　5　6　7　8　9　10（完全影响）

（5）对与他人关系的影响

（无影响）0　1　2　3　4　5　6　7　8　9　10（完全影响）

（6）对睡眠的影响

（无影响）0　1　2　3　4　5　6　7　8　9　10（完全影响）

（7）对生活兴趣的影响

（无影响）0　1　2　3　4　5　6　7　8　9　10（完全影响）

C.疼痛知识调查问卷。

疼痛知识调查问卷

1.姓名（可不填）_____　　性别〇男　〇女

年龄_____　　与患者关系_____

文化程度○文盲　○小学　○初中　○高中　○大学及以上

患者所患疾病_____

患者是否住院治疗？住什么科室？_____

2.所患疾病引起的疼痛是否对患者的生活有影响？（　　）

A.严重影响　　　　　　　　B.有影响但不严重

C.基本不受影响　　　　　　D.无影响

3.患者忍受疼痛有多长时间了？（　　）

A.1个月以内　　　　　　　B.2～6个月

C.6～12个月　　　　　　　D.大于1年

4.患者曾使用过止痛药物镇痛吗？（　　）

A.是　　　　　　　　B.否　　　　　　　　C.不清楚

5.如果疼痛发生在家中，患者会服用止痛药物来缓解疼痛吗？（　　）

A.会　　　　　　　　B.偶尔　　　　　　　C.不会

6.您认为疼痛是种病吗？（　　）

A.是　　　　　　　　B.否　　　　　　　　C.不清楚

7.严重的疼痛会导致心、肺、胃肠道并发症？（　　）

A.是　　　　　　　　B.否　　　　　　　　C.不清楚

8.您认为最好的止痛给药方式是什么？（　　）

A.口服　　　　　　　　B.肌注

C.局部外用　　　　　　D.其他

9.您认为疼痛患者最好的镇痛方式是什么？（　　）

A.每天坚持定时服药　　B.痛的时候用药，不痛或可忍耐时不用

C.能不用药尽量不用　　D.不清楚

10.您认为长期服用止痛药的副作用是否很大？（　　）

A.是　　　　　　　　B.否　　　　　　　　C.不清楚

11.您认为理想的止痛效果是什么？（　　）

A.完全好转　　　　　　B.部分好转　　　　　C.不清楚

12.您是否认为外伤性疼痛任何镇痛药效果都很差，所以没必要镇痛？（　　）

A.是　　　　　　　　B.否　　　　　　　　C.不清楚

13.您是否认为服用任何一种止痛药都会成瘾？（　　）

A.是　　　　　　　　B.否　　　　　　　　C.不清楚

14.您是否认为止痛药的使用对疾病而言是弊大于利的？（　　）

A.是　　　　　　　　B.否　　　　　　　　C.不清楚

15.您是否认为所有的止痛药都不可能完全缓解患者的疼痛？（　　）

A.是　　　　　　　　B.否　　　　　　　　C.也许存在

16.疼痛是否让您对生活失去信心？（　　）

A.时常　　　　　　　　B.偶尔

C.不会　　　　　　　　D.没想过

17.您觉得有没有必要对患者的疼痛进行评分？（　　）

A.完全有必要，评分可以得到更适合自己的治疗

B.完全没必要，反正疼痛就是止痛，评分没用

C.可评可不评，不知评分有何意义

18.您会不会使用疼痛评分尺或其他评分工具为患者的疼痛评分？（　　　）

A.会　　　　　　　　　　　　B.不会

19.您了解疼痛知识的途径是什么？（　　　）

A.医院　　　　　　　　　　　B.网络、媒体

C.病友　　　　　　　　　　　D.其他

（九）疼痛评估流程

1.入院疼痛评估方案

（1）非急诊入院

入院后 24 h 内完成首次疼痛评估，基础疼痛评估为每日 2 次，即上午 10:00 和下午 16:00。

（2）急诊入院

安置合适体位后即刻进行首次疼痛评估，每日常规疼痛评估 3 次，即上午 10:00、下午 16:00、晚上 22:00，疼痛评分平均 ≤ 3 分，连续 3 天转为基础评估。

2.术后疼痛评估方案

①术后安置合适体位后即刻进行首次疼痛评估。

②术后首日每 4 小时 1 次，若评分 ≤ 3 分则转为每日 3 次（上午 10:00、下午 16:00、晚上 22:00）。

③术后连续三天疼痛评分 ≤ 3 分后改为基础评估，基础评估至出院，临时性疼痛主诉随时评估。

（十）止痛药品种类

①非甾体抗炎药：阿司匹林、布洛芬、吲哚美辛、乙酰氨基酚、保泰松、罗非昔布、塞来昔布。

②中枢性止痛药：曲马朵、丁丙诺啡（外用）。

③麻醉性止痛药：吗啡、哌替啶等阿片类药。

④解痉止痛药：阿托品、普鲁本辛、颠茄片、山莨菪碱。

⑤抗焦虑类止痛药：安定。

（十一）疼痛治疗模式

1.WHO 的三阶梯镇痛原则

（1）疼痛评分 1 ～ 3 分，应用 NASIDs 药（非类固醇类抗炎药，如氟比

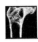

洛芬酯注射液）镇痛。

（2）疼痛评分4～6分，应用弱阿片类药物（如曲马多）+NASIDs药（如氟比洛芬酯注射液）镇痛。

（3）疼痛评分≥7分，应用强阿片类药物（如吗啡、哌替啶）+NASIDs药（如氟比洛芬酯注射液）镇痛。

2. 多模式镇痛

多模式镇痛是围手术期镇痛的必然选择，是指根据疼痛评估结果，对患者实施全程、联合用药的镇痛过程。患者入院后的第一时间即行疼痛及相关知识宣传，对患肢局部中药外敷、药膏穴位贴敷消肿止痛。见图8。

疼痛评估≤3分，即轻度疼痛，镇痛方式为应用NASIDs药（如氟比洛芬酯注射液）及心理疏导。

疼痛评估4～6分，即中度疼痛，镇痛方式为弱阿片类药物联合用NASIDs药（如氟比洛芬酯注射液），同时，加用心理疏导、针灸、按摩、红光治疗、微波治疗等非药物治疗。

疼痛评估≥7分，即重度疼痛，镇痛方式为强阿片类药物联合用NASIDs药（如氟比洛芬酯注射液），必要时用镇静药、抗抑郁药、抗焦虑药或肌松药等辅助药物，同时，加用心理疏导、针灸、按摩、红光治疗、微波治疗等非药物治疗。

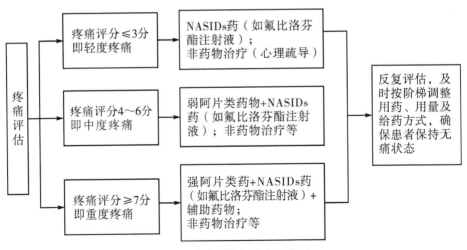

图8 疼痛评估与治疗示意图

3. 镇痛原则

①重视健康宣教。

②选择合理评估。

③尽早治疗疼痛。

④提倡多模式镇痛。

⑤注重个体化镇痛。

（十二）镇痛实施的方案

1. 注意事项

要求诊断明确。除严重合并损伤外，如胸腹部闭合伤、颅脑损伤、骨筋膜室综合征、血管神经损伤等需明确诊断，以防使用镇痛药物后掩盖病情，影响诊断。

2. 择期手术术前镇痛方案

①术前疼痛及相关知识宣传。

②择期手术患者术前 1 ～ 2 天常规口服特异性 COX-2 抑制剂（如塞来昔布）。

③中药膏穴位贴敷。

3. 急诊入院镇痛方案

①首选方案：帕瑞昔布钠 40 mg，肌肉注射，每 12 h 注射 1 次，连续 3 天；氟比洛芬酯 100 mg，静脉注射，每天 2 次，连续 3 天。

②结合外用中药制剂：患肢局部中药外敷、中药膏穴位贴敷消肿止痛。

③临时性评分 ≥ 3 分，按照三阶梯给药原则予以临时性处理，反复评估，直至疼痛评分 < 3 分。

4. 术后无静脉镇痛泵镇痛方案

①首选方案：注射 NASIDs 药物（凯纷 100 mg，肌肉注射，每天 2 次），连续三天评分 < 3 分，改为口服 NASIDs 药物。

②临时性疼痛主诉评分 ≥ 4 分，按照三阶梯给药原则予以临时性处理，用药后 0.5 ～ 1 h 对患者再次疼痛评估，直至疼痛评分 < 3 分。

③重视非镇痛药物措施的使用，如心理护理、冷敷、理疗、体位等。

5. 术后有静脉镇痛泵镇痛方案

①镇痛泵效果较好，患者无不良反应，应密切观察，常规评估。

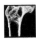

②镇痛泵效果不理想，患者无明显不良反应，应常规评估，随时沟通，追加药物。

③镇痛泵效果不理想，患者不良反应较大，应及时撤除，常规评估，进入规范化疼痛管理流程。

6. 出院后的镇痛方案

①指导患者出院后口服塞来昔布 100 mg，每天 2 次；口服舒筋定痛片 0.8 g，每天 2 次，连服 7 天。

②两周后复查，根据病情遵医嘱选择康复后期的镇痛方案。

③随访予以健康宣教及安全用药指导。

三、静脉血栓栓塞症的管理

静脉血栓栓塞症（VTE）是继缺血性心脏病和卒中之后位列第三的最常见的心血管疾病。VTE 有两种临床表现形式，分别是深静脉血栓形成（DVT）和肺栓塞（PE）。据统计，美国因 VTE 造成的相关死亡每年超过 29.6 万例，DVT 预后较差，2 年死亡率为 20%，8 年死亡率则高达 31%，10% 的院内死亡是由 PE 导致的。

（一）VTE 的定义

深静脉血栓形成（DVT）是一种因血液在深静脉内不正常凝结而引起的静脉回流障碍性疾病，可发生于全身各部位静脉，以下肢深静脉多见。静脉血栓脱落可引起肺动脉栓塞（PE），DVT 和 PE 两者合称为静脉血栓栓塞症（VTE）。

（二）VTE 的并发症

DVT 常见的并发症有肺栓塞、肺动脉高压、静脉瓣的不可逆损伤、静脉反流、血栓后综合征（PTS）等。而 VTE 的另一个临床表现肺栓塞，则是骨科围手术期的重要死亡原因，肺栓塞和 DVT 之间关系密切，90% 的肺栓塞栓子来源于 DVT。

（三）VTE 的临床特点

① VTE 临床症状隐匿，容易漏诊。

②约 80% 的 DVT 是无临床症状的。

③约 70% 的致死性 PE 是在患者死后才能被发现。

④约 25% 的患者会发生猝死。

⑤高龄化。

⑥至少合并有一种内科疾病，以心血管疾病、呼吸系统慢性疾病、糖尿病居多。

⑦近期即将接受髋部骨折手术治疗。

⑧术前等待期长，大多数患者骨折后卧床时间长并且为延期手术。

（四）VTE 产生和形成的有关因素

①血管壁损伤：创伤或手术、静脉穿刺术、化学刺激、心脏瓣膜疾病、瓣膜置换术、动脉粥样硬化、留置导管。

②循环淤滞：活动受限或瘫痪、静脉机能不全或静脉曲张、房颤、左心室功能障碍、肿瘤、肥胖或妊娠造成的静脉闭塞。

③高凝状态：创伤或行下肢、髋部、腹部、骨盆手术，恶性肿瘤、妊娠和围产期、雌激素治疗、炎性肠道疾病、肾病综合征、脓毒血症、易栓症。

这些因素综合起来就是"维柯氏三角"，显示了循环淤滞（血流异常）、血管壁损伤（血管壁异常）及高凝状态（凝血因子异常）在静脉血栓栓塞症发生中的作用。而创伤涉及维柯氏三角的每个方面，严重骨科创伤及相应手术易破坏血管壁，造成血流阻断，骨科创伤及术后限制活动引起患者静脉血流淤滞，大面积组织损伤造成凝血系统应激性改变，多种因素汇集在一起，则加大了创伤患者发生 VTE 的危险。

（五）创伤患者发生 VTE 的危险因素

约 90% 的创伤 VTE 患者均具备下列一项以上的 VTE 风险因素。

①年龄≥ 40 岁。

②骨盆骨折。

③下肢骨折。

④脊髓损伤和瘫痪。

⑤脑外伤（AIS ≥ 3）。

⑥卧床时间 > 3 天。

⑦静脉损伤。

⑧休克（BP < 90 mmHg）。

⑨外科大手术。

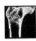

（六）DVT 发生率

天津医院创伤骨科在 547 例新鲜四肢骨折患者的一项前瞻性研究中提示，12.4% 的骨折患者会发生 DVT。而通过对发生 DVT 的创伤患者进行分析后发现，下肢骨折患者的比例超过 50%，其中，股骨干骨折为 30.6%、髋部骨折为 15.8%、胫腓骨骨折为 10.8%，也就是说，发生 DVT 的创伤患者中，有一半以上是下肢骨折患者。同时，ACCP 指南还指出，髋部骨折、重度创伤可导致 VTE 发生率高达 80%。年龄＞ 40 岁、既往有 VTE 的大手术史（髋膝关节置换术、髋部骨折手术、重度创伤、脊髓损伤等）是 VTE 的极高危因素，可导致远端 DVT 发生率为 40%～ 80%，近端 DVT 为 10%～ 20%，症状性 PE 为 4%～ 10%，致命性 PE 为 1%～ 5%。

Russell 等学者对 131 例经手术治疗的髋臼骨折患者的并发症进行总结发现，虽然进行了围手术期抗凝药物与机械方法联合预防，但 DVT 仍然是发生最多的并发症，发生率高达 27%。静脉造影证实 2309 例全髋关节置换术，经物理与药物预防后，VTE 发生率仍高至 16%～ 30%。

（七）DVT 的辅助诊断方法

深静脉血栓形成和肺动脉栓塞症的诊断标准参照《肺血栓栓塞症的诊断与治疗指南（草案）》。DVT 的辅助诊断方法主要有以下 5 种。

1. 多普勒超声检查

静脉超声诊断的灵敏度和准确性较高，且无创、简单易行，是 DVT 诊断的首选影像学手段。其主要特点有：

①探头加压静脉管腔时不能被压瘪或消失。

②管腔内为低回声或无回声。

③血栓段静脉内完全无血流信号或仅探及少量血流信号。

④脉冲多普勒显示无血流或频谱不随呼吸变化。

2. 血浆 D- 二聚体测定

对于老年髋部骨折患者，其 D- 二聚体在创伤当天急剧升高，之后有一个先降低后升高的趋势，转折点位于骨折后第 3 天。以 3 天为界，骨折后 3 天以内，其诊断临界点为 12.0 mg/L；而 3 天后，其诊断临界点为 2.8 mg/L。

3. 静脉造影检查

创伤后急性下肢 DVT 形成起病隐匿、病情发展迅速，在没有床边成像条件时，易延误临床诊断。静脉造影准确性高，可有效判断有无血栓、血栓部位和范围、血栓形成时间、血栓侧支循环情况等，常用于鉴定其他方法的诊断价值。

4. 螺旋 CT 静脉成像检查

准确性较高，可同时检查腹部、盆腔、下肢深静脉情况。

5. MRI 静脉成像检查

能准确显示髂、股、腘静脉血栓，不能准确显示小腿静脉血栓，无须使用造影剂。

（八）VTE 的预防

1. 术前、术后常规进行 DVT 筛查

（1）排查危险因素

①高危险因素：骨折（髋部或大腿）、接受过髋或膝关节置换术、接受过普外科大手术、有大创伤、脊髓损伤。

②中等危险因素：接受过膝关节镜手术、接受过中心静脉导管、接受过化疗、充血性心衰或呼吸衰竭、激素替代治疗、恶性肿瘤、口服避孕药、卒中后遗肢体不便、产妇、既往 DVT 病史、易栓症。

③低危险因素：卧床＞3 天、保持长时间坐姿（坐火车或飞机等）、高龄、接受过腹腔镜手术（胆囊切除术等）、肥胖、孕妇、静脉曲张。

（2）进行 RAPT 风险评估

RAPT 为静脉血栓形成危险度评分，AIS 为简明损伤定级，GCS 为格拉斯哥昏迷评分。RAPT ≤ 5 为低风险，DVT 发生率为 3.6%；5 ＜ RAPT ≤ 14 为中等风险，DVT 发生率为 16.1%；14 ＜ RAPT 为高风险，DVT 发生率为 40.7%。见表 8。

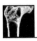

表8　创伤患者静脉血栓形成危险度评分表（RAPT）

项目		得分（分）	项目		得分（分）
病史	肥胖	2	创伤程度	胸部 AIS＞2	2
	恶性肿瘤	2		腹部 AIS＞2	2
	凝血异常	2		头部 AIS＞2	2
	VTE 病史	3		脊柱骨折	3
医源性损伤	中心静脉导管＞24 h	2		GCS＜8分持续4 h以上	3
	24 h 内输血＞4 units	2		下肢复杂骨折	4
	手术时间＞2 h	2		骨盆骨折	4
	修复或结扎大血管	3		脊髓损伤（截瘫、四肢瘫等）	4
			年龄	40～60 岁	2
				60～75 岁	3
				＞75 岁	4

（3）静脉血栓筛查流程

创伤骨科患者深静脉血栓筛查流程如图9所示。

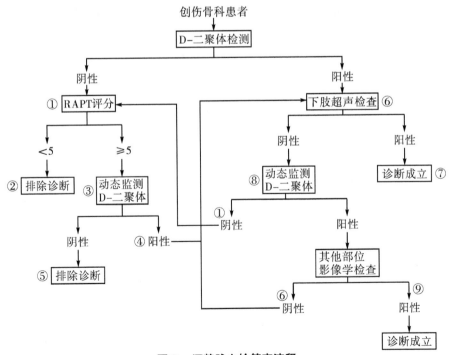

图9　深静脉血栓筛查流程

D-二聚体阴性患者按照 RAPT 评分结果决定下一步筛查方案：若患者为低风险，进入步骤②，不建议对该类患者行进一步血栓相关检查；若患者为中、高风险，进入步骤③，则建议每隔 2 天动态观察 D-二聚体变化或 1 周后复查近端或全下肢静脉超声；若动态观察 D-二聚体升高为阳性，则进入步骤④；动态观察 D-二聚体为阴性，进入步骤⑤，则不用做进一步血栓相关检查。

D-二聚体阳性患者推荐行近端或全下肢静脉超声检查：若下肢静脉超声结果提示近端静脉血栓，进入步骤⑦，建议直接治疗而不必进行静脉造影确诊；若为下肢独立远端静脉血栓，建议经过重复超声检查以排除近端范围内的血栓而不是立刻治疗；若患者下肢静脉超声检查呈阴性，进入步骤⑧，建议动态观察 D-二聚体变化或一周后复查下肢静脉超声；若 D-二聚体迅速降至阴性，进入步骤①，建议按照 RAPT 评分结果决定下一步筛查；若动态观察 D-二聚体呈阳性，其他部位影像检查呈阴性，进入步骤⑥，一周后复查近端或全下肢静脉超声检查；若动态观察 D-二聚体呈阳性，其他部位影像检查呈阳性，进入步骤⑨，则明确 DVT 诊断直接治疗。

2. 风险评估

目前应用较多的临床预测方法有 Wells 评分、Genava 评分和修改后 Geneva 评分，其中 Wells 评分的价值最高。对确诊伴有 DVT 的患者使用 Wells 评分进行风险评估，预测其接受骨科手术治疗发生肺栓塞的可能性，Wells 评分 ≤ 0 分为低度可能，$1 \sim 2$ 分为中度可能，≥ 3 分为高度可能，评分细则见表 9。低度可能的患者，应及早手术治疗；中度或高度可能的患者，应结合患者自身症状、体征及检查结果与导致 PE 的继发性危险因素进行判断，植入永久性下腔静脉滤器，平稳后进行手术治疗。

表 9 Wells 评分表

项目	临床特征	分值（分）
1	活动性癌症（患者 6 个月内接受过癌症治疗或近期接受过姑息治疗）	1
2	下肢瘫痪，轻瘫或下肢石膏固定	1
3	近期卧床 ≥ 3 天或 12 周内接受过全麻或局麻大手术	1
4	沿深静脉分布区的局限性触痛	1

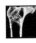
续表

项目	临床特征	分值（分）
5	整个下肢水肿	1
6	小腿肿胀，周径超过无症状一侧 3 cm（测量位置：胫骨粗隆下 10 cm）	1
7	局限于患侧下肢的凹陷性水肿	1
8	侧支浅表静脉形成（非静脉曲张）	1
9	DVT 病史	1
10	与 DVT 诊断可能性相当或更有可能的其他诊断	−2

Wells 评分二级可能性评估：Wells 评分＜2 分，DVT 诊断为不太可能；Wells 评分≥2 分，DVT 诊断为很有可能。Wells 评分＜2 分，D- 二聚体阴性患者可不接受超声检查，安全排除 DVT 诊断，其他患者应结合评分、D- 二聚体及血管超声综合考虑。

Wells 评分三级可能性评估：Wells 评分≤0 分，DVT 诊断为低度可能；Wells 评分为 1～2 分，DVT 诊断为中度可能；Wells 评分≥3 分，DVT 诊断为高度可能。

3. 早期综合预防措施

①减少大血管的侵入性操作，血液化验、血气分析取样部位使用肘正中静脉、桡动脉，尽量不使用股血管，减少中心静脉置管的例数及保留时间。

②加强内科疾病的治疗，避免严重感染（老年患者并发症中以肺部感染为多见）、心衰的发生。

③缩短术前等待期，缩短手术时间、减少出血，术后早期多活动，缩短卧床时间。

4. 药物预防措施

（1）低分子量肝素抗凝

①低分子肝素用法：围手术期低分子量肝素的使用参照《预防骨科大手术深静脉血栓形成指南（草案）》。髋部周围骨折延迟手术，自入院之日开始综合预防，皮下注射低分子肝素（商品名：速碧林）0.2～0.4 毫升/次，

1次/天。术前12 h停用低分子肝素。若术前已用药物抗凝，手术应尽量避免硬膜外麻醉。术后预防用药应在术后12～24 h（硬膜外腔导管拔除后2～4 h）皮下给予常规剂量低分子肝素，或术后4～6 h皮下给予常规剂量的一半，次日恢复至常规剂量。

②低分子肝素使用注意事项：应严格按照体重调整剂量，推荐剂量为100 AxaIU/kg。每天监测血小板数量，如果血小板计数显著下降（低于原值30%～50%），应停药，且持续使用时间应少于10天，长期使用可能导致骨质疏松。

③低分子肝素使用禁忌证：对肝素及低分子肝素过敏，有严重的凝血障碍，有低分子肝素或肝素诱导血小板减少症史（以往有血小板计数明显下降），活动性消化道溃疡或有出血倾向的器官损伤，患有急性感染性心内膜炎（心内膜炎）、严重的肾功能损害、出血性脑卒中、难以控制的动脉高压等患者禁用，禁止与其他药物共用。

（2）利伐沙班

①利伐沙班用法：患者在完成检查后及至少伤后6 h开始给予利伐沙班片（商品名：拜瑞妥，规格：每片10 mg，由德国拜耳药业提供）10 mg，口服，1次/天，手术前12 h停止服用。利伐沙班能较好地预防DVT，且口服用药可明显提高患者出院后的依从性，进而保证适合的预防血栓疗程。

②利伐沙班使用禁忌及注意事项：对利伐沙班或片剂中任何辅料过敏的患者，有临床明显活动性出血的患者，伴有凝血异常和临床相关出血风险的肝病患者，包括达Child Pugh B级和C级的肝硬化患者，孕妇及哺乳期妇女禁用本药。具有大出血显著风险的病灶或病情，例如目前或近期患有胃肠道溃疡，存在出血风险较高的恶性肿瘤，近期发生脑部或脊椎损伤，接受脑部、脊椎或眼科手术，颅内出血等禁用本药。除从其他治疗转换为利伐沙班或从利伐沙班转换为其他治疗的情况，或除给予维持中心静脉或动脉导管所需的普通肝素（UFH）剂量外，禁用任何其他抗凝剂的伴随治疗，如低分子肝素（依诺肝素、达肝素等）、肝素衍生物（磺达肝癸钠等）、口服抗凝剂（华法林、阿哌沙班、达比加群等）。

5.药物禁忌证

（1）药物预防的绝对禁忌证

①近期有活动性出血及凝血障碍；②骨筋膜室综合征；③严重颅脑外伤；④血小板低于 $20 \times 10^9/L$；⑤小剂量普通肝素诱发血小板减少症者，禁用小剂量普通肝素和低分子肝素；⑥孕妇禁用华法林。

（2）药物预防的相对禁忌证

①既往颅内出血；②既往胃肠道出血；③急性颅内损害或肿物；④血小板减少至（ $20 \sim 100$ ）$\times 10^9/L$；⑤类风湿视网膜病患者。

6.出血处理措施

（1）应用华法林 /VKA

维生素 K 口服或静脉注射，起效 $12 \sim 24$ h。新鲜冰冻血浆（FFP）15 mL/kg，非紧急情况 $5 \sim 8$ mL/kg。凝血酶原复合物（PCC）1 U/kg，提升维生素 K 相关的凝血因子 1% 浓度。

（2）应用肝素 / 低分子肝素

鱼精蛋白 1 mg 中和 100 U 肝素（仅部分作用于低分子肝素），不超过 50 mg/10 min，否则快速推注会引起组胺释放，导致低血压和支气管痉挛。

（3）应用新型抗凝药

重组活化凝血因子Ⅶa（r-FVIIa）；醋酸去氨加压素（DDAVP）；抗纤溶药（氨甲环酸、ε – 氨基己酸）；血液透析、血液滤过和血浆置换（小分子抗凝剂有效）。

四、快速通道的管理

（一）快速通道的发展

根据"快速康复外科""损伤控制性手术"等手术新理念，老年髋部骨折救治是指在老年髋部骨折的救治中，从急诊科、专科病房到手术室，由骨科专业人员和老年医学人员全程参与协调和治疗，由专门人员统筹指挥，医技部门积极配合，减少检查、会诊等中间环节，建立以最快的速度保证患者在院内"零通过时间"的救治体系，以在最短时间内使患者得到确定性诊断和治疗，挽救患者的生命，最大限度地恢复患者的生理功能为最终目标。1995年英国成立了快速通道，2009年苏格兰校际指南组织（SIGN）出版了《髋部骨折指南》，2009 年澳大利亚国家卫生和医学研究委员会（NHMRC）发布了《老年髋部骨折指南》，2011 年英国国家健康与临床优化研究所（NICE）制定了《髋部骨折指南》，2014 年美国骨科医师协会（AAOS）制定了《老年髋部骨折指南》。

（二）快速通道面临的问题

①合并其他疾病多。

②手术风险大。

③预后不确定。

④需要多学科合作（急诊、骨科、内科、麻醉、ICU、心理、康复科）。

（三）需要解决的问题

①认识问题。

②流程问题。

③围手术期内科问题的处理。

④手术相关问题，如麻醉标准的执行。

⑤骨科相关问题的处理。

（四）建立快速通道的方式

以患者为中心、骨科医师为主导、多学科协作为手段，在急救期、康复期、社区护理 3 个阶段，对患者进行无缝衔接专业化治疗，达到早期恢复功能，减少并发症和畸形产生，避免再次发生骨折，获得自主活动能力的目的，要做到"前期病因探索 + 全面评估，后期抗骨松治疗，预防再次骨折，以及急救期、康复期、社区护理、专业团队无缝衔接的治疗"。

1. 整合院内急救资源

将创伤外科管理与急诊外科管理一体化，创伤中心负责统一协调、指挥。

2. 保障通信畅通

急诊接诊医师在第一时间内通知总值班和专科病房值班，后者应于接到通知后 5 min 内到达现场，确定患者进入绿色通道后通知相关科室（检验科、放射科、B 超室等），如条件允许通知手术室行急诊手术。

3. 强调快速通过，到达专科病房

建立静脉通道和心电监测，由骨科医师和老年科医师联合进行全面老年疾病评估（CGA），并及时调整用药，避免骨折和合并症的漏诊或误诊，早

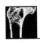

期给予镇痛处理，并请麻醉科医师进行术前评估。

4. 术前护理

老年髋部骨折具有器官老化、心智变弱、沟通迟缓、反应迟钝、执行力较差等特点。由有经验的护师进行疾病和围手术期宣教（包括康复计划），并密切观察病情。因此，一方面要注意老年骨折骨质的特殊性；另一方面要关心老年人本身的生理和心理问题，尤其要注意关心老年人的社会属性，包括其家庭情况、社会角色等。

（五）术前评估

1. 评估意义

①比较手术对同一等级范围内不同生理状况患者的预后。

②体现手术对不同等级患者预后的影响。

③生理学评分系统对非手术治疗的患者进行预后评估。

④正确指导临床医师在手术治疗与保守治疗之间做出选择。

⑤进一步指导临床工作，调节患者权重的生理状态指标及手术方式，降低手术风险。

2. 评估方式

影响老年髋部骨折患者治疗结局的术前预测因素有近 20 项，主要包括：年龄、性别、吸烟、饮酒情况、骨折前生活环境（独居、与家人住在一起、住养老院）、整体健康状况（美国麻醉医师协会分级）、内科疾病情况（合并症数目，共 11 项）、营养状态（血红蛋白、白蛋白）、免疫功能（淋巴细胞数）、骨折类型（股骨颈，粗隆间，移位情况，是否稳定）、髋部骨折史、智力情况（阿尔茨海默病）、步行能力、基本日常生活活动能力（BADL）和工具日常生活活动能力（IADL）等。

老年髋部骨折比较常用的评估方式是按标准评分，如美国麻醉医师协会（ASA）的术前评分标准。临床上也有不少针对老年髋部骨折的手术风险评分表，如骨科针对死亡和并发症的生理学与手术严重度评分（POSSUM）、Charlson 心脏危机指数（CRI）、肺并发症指数、Nottingham 髋部骨折评分等。这些评分方法的共同缺点是项目过多、记分系统复杂、涉及数学公式计算等，临床应用不便。应用于髋部骨折的评分方法较多，目前常用的有 ASA 评分、Sernbo 评分、生理学与手术严重度评分。

（1）ASA 评分法

美国麻醉医师协会的术前评分标准见表 10。通常对于 ASA 分级 Ⅰ 级或 Ⅱ 级的患者，可以在排除其他手术禁忌证后对患者进行手术；对于 ASA 分级 Ⅲ 级或 Ⅳ 级的患者，经过全身系统的治疗，等级提高至 Ⅰ 级或 Ⅱ 级，能够承受手术风险后仍可进行手术治疗。

表 10　ASA 术前评分标准

等级	标准
Ⅰ 级	表示没有全身性疾病，仅有局部的病理改变
Ⅱ 级	表示有轻度到中度脏器病变，但其功能代偿良好
Ⅲ 级	表示有严重脏器病变，但其功能尚能代偿
Ⅳ 级	表示有危及生命的全身性疾病
Ⅴ 级	表示存活机会小，处于濒临死亡状态

（2）Sernbo 评分系统

Sernbo 评分系统仅采用年龄、社会状态、行走能力、精神状态 4 个临床指标，分为 5 分和 2 分两个记分等级，满分为 20 分，见表 11。使用时将 4 个项目的得分直接相加即得总分，简单快速。研究表明，Sernbo 评分 ≥ 15 分者，手术后 30 天内病死率 < 1%；Sernbo 评分 < 15 分者，手术后 30 天内病死率为 8%。可见，简单的 Sernbo 评分系统对老年髋部骨折患者的手术风险具有良好的预测能力。

表 11　Sernbo 评分表

项目	标准	评分（分）
年龄	< 80 岁	5
	≥ 80 岁	2
社会状态	能独立生活（无须他人照顾）	5
	需要照顾（住家照顾、养老院）	2

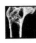
续表

项目	标准	评分（分）
行走能力	行走无需帮助，或用 1 根手杖	5
	行走需 2 根手杖、框架，或坐轮椅、卧床	2
精神状态	正常	5
	阿尔茨海默病	2

（3）POSSUM 评分系统

1991 年，Copeland 等学者建立了 POSSUM 系统，利用患者术前生理评分和手术严重性评分来预测手术死亡率和并发症发生率。但经临床研究发现，POSSUM 过高地估计手术死亡率，因此，专家提出了更加完善的 P-POSSUM 系统。P-POSSUM 系统和 POSSUM 系统主要应用于基本外科、血管外科、胸外科、泌尿外科等领域，表现出很好的适用性。2002 年，Mohamed 等根据骨科手术的特殊性，建立了适用于骨科手术的 POSSUM 评分系统。2004 年，我国首次将 POSSUM 评分系统引入骨科领域，预测髋部骨折患者手术死亡率和并发症率，并能较准确地预测术后并发症的发生率。

POSSUM 评分系统主要涵盖以下 3 部分内容。

①术前生理学评分：在 POSSUM 评分系统中 12 项生理学评分部分将患者年龄改为伤前生活自理能力，见表 12。

②手术严重度评分：在手术严重度评分部分将癌症改为手术持续时间，将多处手术同时进行改为其他部位合并损伤，见表 13。

③回归等式：评分公式为 POSSUM 评分系统死亡率和并发症概率预测公式。

死亡率预测公式：$LnR1/（1-R1）=-7.04+0.13×PS+0.16×OS$

并发症率预测公式：$LnR2/（1-R2）=-5.91+0.16×PS+0.19×OS$

其中，R1 为预计死亡率，R2 为预计并发症率，PS 为术前生理学评分，OS 为手术严重性评分。

表 12　POSSUM 术前生理因素变量评分表

变量	1分	2分	4分	8分
伤前生活自理能力	正常独立完成	在旁人指导下可以完成	完成部分能力	全靠别人帮助
心脏征象及胸片所见	无衰竭	应用强心药、利尿药及降压药	周围性水肿，华法林治疗临界性心脏增大	颈静脉压增高，心脏增大
呼吸系统及胸片所见	无气促	运动时气促，轻度 COAD	限制性呼吸困难，中度 COAD	休息时呼吸困难，肺纤维化或实变
收缩压（mmHg）	110～130	131～170 或 100～109	≥171 或 ≤90～99	≤89
脉率（次/分）	50～80	81～100 或 40～49	101～120	≥121 或 ≤39
Glasgow 昏迷评分	15	12～14	9～11	≤8
血红蛋白（g/100 mL）	13～16	11.5～12.9 或 16.1～17.0	10.0～11.4 或 17.1～18.0	≤9.9 或 ≥18.1
白细胞 [×(10～12)/L]	4～10	3.1～3.9 或 10.1～20.0	≤3.0 或 ≥20.1	—
血尿素氮（mmol/L）	≤7.5	7.6～10.0	10.1～15.0	≥15.1
钠（mmol/L）	≥136	131～135	126～130	≤125
钾（mmol/L）	3.5～5.0	3.2～3.4 或 1～5.3	2.9～3.1 或 5.4～5.9	≤2.8 或 ≥6.0
心电图	正常	—	房颤频率 60～90 次/分	异常心律，异位起搏≥5次/分，Q波或ST/T 改变

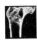

表13　骨科 POSSUM 评分系统手术严重度评分

变量	1分	2分	4分	8分
手术大小分级	小	中	大	特大
手术持续时间（min）	≤ 120	121～180	181～300	≥ 301
总失血量（mL）	≤ 100	101～500	501～999	≥ 1000
手术切口长度（cm）	≤ 5	6～15	16～25	≥ 26
合并伤	无	一处合并伤	二处合并伤	多发损伤
手术类型	择期手术	24 h 内手术	急诊手术（2～24 h）	急诊手术（2 h 内）

1996 年，Whitleyt 等人在临床试验中发现 POSSUM 评分系统过高估计了术后死亡率，其中对风险性较低的手术该差别更为明显，因此对 POSSUM 系统预测死亡率公式进行改良，他们采用线性分析方法得到预测死亡率的 P-POSSUM 公式：$InR/（1-R）= -9.065 + 0.1692 \times PS + 0.1550 \times OS$（R 为预计死亡率），形成了只能预测死亡率的 P-POSSUM 评分系统。

临床研究证实，如果患者的生理学评分非常高，P-POSSUM 评分系统预测死亡率在 3% 以上，首先应改善患者的生理健康状态，然后再次评分，决定是否手术。手术中采用微创术式，缩短手术时间，减少术中出血。如果 P-POSSUM 预测死亡率在 10% 以上，超过了保守治疗的死亡率时，应放弃手术而采用其他治疗方式。因此，POSSUM 和 P-POSSUM 评分系统两者结合能较准确地评估量化手术风险，使骨科医生在术前能准确判断病情，更好地把握手术适应证与禁忌证，做好充分的术前准备，从而降低手术死亡率与减少并发症。

但在骨科应用中应注意：①POSSUM 及其改良评分系统不能评估手术的中期和远期风险，仅能对术后 30 天内死亡率和并发症率做出评估；②术前生理因素是动态变化的，数据收集时应尽量在术前 24 h 以内，手术次数应为术前 30 天内的手术次数或术中同时进行的手术种数；③在收集数据时预测便已开始，数据误差直接影响评分结果，因此两人以上的盲法收集数据可大大地减少误差，如心率和血压时刻在动态变化，术前测量要参考以往的波动范围，若有明显差异应至少两人重复测量；④术中出血量的统计，应结合术中负压引流瓶中除去冲洗液的血量和术中使用纱布的数量；⑤若缺少某些数据必然影响评定结果，若患者的手术方式在骨科手术分类列表中未能给出，那么就以列表中最接近的手术方式为准；⑥儿童的手术风险评估不适用于该评分方法，原因是儿童生理学指标与成年人有差异，易出现误差。

老年髋部骨折患者经风险评估，结果为较安全者，手术宜尽早进行，一般在3天内进行手术；评估为较危险者，应马上干预，纠正紊乱和治疗相关疾病，迅速调整5～10天后再次进行风险评估，如较安全则可进行手术，如仍然危险则纠正紊乱和治疗相关疾病，调整至21天后进行第3次风险评估，原则同前，较安全者方可手术，危险高者继续纠正和治疗紊乱。

3. 心血管系统评估

目前对于心脏病患者施行非心脏手术术前心血管评估，使用较广泛的是2002年美国心脏病学会与美国心脏协会（ACC/AHA）围手术期心血管危险性评估标准，2007年进行更新修订，2009年又进行了补充修订。评估认为心脏病患者的日常活动当量＞4代谢当量（MET）时（即能在家中活动，进行常规清洁工作如洗衣服，平地行走3.2～4.8 km），其行非心脏手术的临床危险性较小。

（1）一般评估

并非所有患者非心脏手术前都需要评估和治疗，术前评估仅限于活动性心脏病患者：

①不稳定型心脏病，如严重心绞痛和近期心肌梗死。

②失代偿性心衰，如心功能Ⅳ级、恶化和新发心衰。

③严重心律失常、传导阻滞和快速性心律失常。

④严重心膜病如主动脉瓣和二尖瓣狭窄。

（2）心血管系统危险指标评估

①活动当量＜4MET（见表14）。

② Goldman 心脏风险指数3～4级（见表15）。

③ NYHA 心功能分级Ⅲ～Ⅳ级（见表16）。

④超声心动 EF＜50%。

⑤心电图异常，非窦性心律失常。

⑥肌钙蛋白呈阳性。

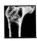

⑦近一周发作有劳力型心绞痛。

⑧稳定性心绞痛病史未超过2年。

⑨急诊经皮冠状动脉介入术后不足6个月。

表14 MET活动当量评价

1 MET	吃饭，穿衣，在电脑前工作
2 MET	下楼梯，做饭
3 MET	以每小时2～3公里的速度步行1～2条街
4 MET	能在家中干轻体力活，如清洁工作、洗衣服，进行园艺劳动
5 MET	能上一层楼梯，跳舞，骑自行车
6 MET	打高尔夫球、保龄球
7 MET	打网球、棒球
8 MET	快速上楼梯，慢跑
9 MET	慢速跳绳，中速骑自行车
10 MET	快速游泳，快跑
11 MET	打篮球，踢足球，滑雪
12 MET	中长距离快跑

注：心脏病患者施行非心脏手术＜4MET则患者耐受力差，手术危险性大；＞4MET临床危险性较小。

表15 Goldman心脏风险指数

项目	检查结果	分值（分）	评分（分）
年龄	＞70岁	5	
病史	有6个月内的心肌梗死病史	10	
体格检查	第三心音奔马律或颈外静脉怒张	11	
	明显主动脉瓣狭窄	3	

续表

项目	检查结果	分值（分）	评分（分）
心电图	术前心电图显示非窦性心律、有房性期前收缩	7	
	术前任何时刻出现超过每分钟 5 个室性期前收缩	7	
一般情况	$PaO_2 < 60$ mmHg 或 $PaCO_2 > 50$ mmHg，$K^+ < 3.0$ mmol/L 或 $HCO_3 < 20$ mmol/L，$BUN > 50$ mmol/L 或 $Cr > 3.0$ mg/dL，慢性肝病或非心脏原因卧床	3	
手术	腹腔、胸腔或主动脉手术	3	
	急诊手术	4	
总分			

注：1 级评分为 0～5 分；2 级评分为 6～12 分，手术的危险性较小；3 级评分为 13～25 分，应请心脏科医师会诊；4 级评分为 > 25 分，应进行紧急手术。

表 16　NYHA 心功能分级

Ⅰ级	患者有心脏病，但体力活动不受限制。一般体力活动不引起过度疲劳、心悸、气喘或心绞痛。
Ⅱ级	患者有心脏病，以致体力活动轻度受限制。休息时无症状，一般体力活动引起过度疲劳、心悸、气喘或心绞痛。
Ⅲ级	患者有心脏病，以致体力活动明显受限制。休息时无症状，但小于一般体力活动即可引起过度疲劳、心悸、气喘或心绞痛。
Ⅳ级	患者有心脏病，休息时也有心功能不全或心绞痛症状，进行任何体力活动均会使不适增加。

（3）心血管系统评估方法

2007 年美国心脏病学会与美国心脏协会共同发布了非心脏手术患者围手术期心血管疾病评估指南，2009 年又进行了补充修订。指南中的评估实施步骤有 5 步：①是否急诊手术；②该类手术的风险程度；③当前是否有活动性心脏病；④患者的日常生活功能状态；⑤相关的心血管系疾病危险因素病史。老年髋部骨折手术属于亚急诊型手术，围手术期心脏意外和死亡的风险程度为中等（5%）。所以，Siu 等人将老年髋部骨折的术前心脏评估简化为 3 个步骤（见图 10）。

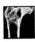

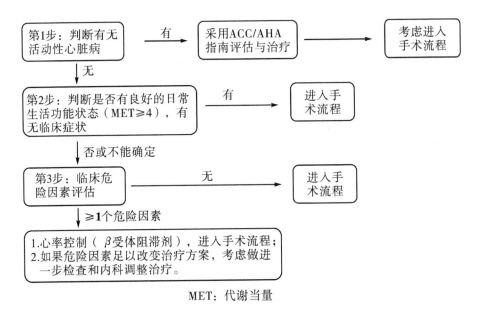

图10 老年髋部骨折患者心脏功能的快速评估流程图

①第1步：判断有无活动性心脏病。ACC与AHA定义的活动性心脏病包括四大类。a.不稳定性冠状动脉综合征：不稳定或严重的心绞痛（加拿大心血管病学会分Ⅲ级或Ⅳ级），急性冠状动脉综合征，急性心肌梗死或近期心肌梗死（7天～1个月），有冠状动脉介入治疗或手术治疗史。b.心力衰竭：心力衰竭失代偿，纽约心脏协会心功能分级Ⅳ级，恶化或新发的心力衰竭。c.显著性心律失常：有症状的心动过缓，有症状的窦性心动过缓和（或）病态窦房结综合征，严重的房室传导阻滞（Mobitz Ⅱ度和Ⅲ度阻滞），室上性心动过速伴无法控制的室性心率（静息状态下＞100次/min），有症状的室性心律失常，近期出现的室性心动过速。d.严重的心脏瓣膜病：严重的主动脉狭窄，症状性二尖瓣狭窄。

②第2步：评估日常生活功能状态。以MET为计量单位，其大小代表了日常生活的活动能力。

对于以下4个问题均回答"是"得4分，否则得分＜4分（见表14第1MET～第4MET）：a.能否独立生活（吃饭、穿衣、上厕所）；b.能否在屋里行走；c.能否出门在平地上走1～2个街区（以50～80 m/min的速度）；d.能否干室内简单的家务活（如打扫卫生或洗盘子）。

在回答上面4个问题的基础上,对以下5个问题回答"是"得5～9分(见表14第5 MET～第9 MET):a.能否爬一层楼梯或走上坡路;b.能否快走(以300 m/min的速度);c.能否小跑一段路;d.能否干较重的家务活(比如擦地板、搬动重家具);e.能否参加中等强度的娱乐活动(如打高尔夫球、打保龄球、跳舞等)。

在回答上面9个问题全得分的基础上,对以下问题回答"是"得分≥10分(见表14第10 MET～第11 MET):能否参加体育活动,如游泳、打网球、踢足球或滑雪等。

如果患者在日常生活能量消耗方面的MET评分≥4分,而且没有临床症状,则术前无须进行任何主动的心脏干预。

③第3步:如果患者的日常生活活动能力差(MET<4分),有临床症状或功能状态评估不清,则需通过是否具有下列5个临床危险因素,予以进一步评估:a.有冠状动脉性心脏病史;b.既往有心力衰竭病史或处于心力衰竭代偿期;c.有脑血管病发作史;d.有糖尿病史;e.有肾损伤。无上述危险因素者可进入手术流程。有1个或1个以上危险因素者,在控制好心率的情况下(如使用 β 受体阻滞剂),可以进入手术流程;如果危险因素多且严重,则需进一步检查或改变治疗方案。

(4)心系统评估的要素

①对术前评估有预测价值的因素:高龄、术前心血管基础疾病(包括冠状动脉性心脏病、心力衰竭、心房颤动)、脑血管疾病、糖尿病、肾损伤。

②需进行术前评估和处理的因素:活动性心脏病患者,如严重或不稳定性心绞痛、近期(1个月内)发生的心肌梗死、心力衰竭、严重心律失常和重度心瓣膜病患者。

③手术禁忌证:不能控制的心力衰竭和严重心律失常,3个月内的急性心肌梗死,不稳定性心绞痛。

4. 呼吸系统评估

(1)排查肺功能不全的高危指标

①肺活量<1.0 L。

②1秒钟用力呼气容积<0.5 L。

③最大呼气流速<100 L/min。

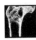

④最大通气量＜ 50 L/min。

⑤氧分压＜ 55 mmHg。

⑥ CO_2 分压＞ 45 mmHg。

（2）呼吸系统检测

①感染：PCT 测定。

②肺功能测试：吹气试验用力呼气 3 s 内全部呼出为肺活量基本正常，肺功能测试＞ 5 s 为阻塞性通气障碍。

③屏气试验：屏气＞ 20 s 提示可耐受；＜ 10 s 心肺储备功能差，不能耐受。

④肺部稳定指标：无明显咳嗽、咳痰、气喘，动脉血氧分压（ PaO_2 ）＞ 60 mmHg，动脉血二氧化碳分压（ $PaCO_2$ ）＜ 40 mmHg。

5. 糖尿病评估

①早期使用胰岛素可使血糖得到有效控制，胰岛功能得到休息，消除 / 胰岛素毒性作用，有利于胰岛自身功能部分恢复，保证葡萄糖吸收及脂肪代谢正常进行，降低并发症，使患者顺利度过应激状态。

② 2010 年《中国糖尿病指南》明确指出，对于择期手术患者术前空腹血糖水平应控制在 7.8 mmol/L 以下，餐后血糖控制在 10 mmol/L 以下。美国糖尿病学会推荐目标血糖范围为 7.8 ～ 10.0 mmol/L。

③糖尿病患者术前应停用口服降糖药，长效磺胺类药物于术前 48 ～ 72 h 停药，短效磺胺类、胰岛素促泌素和二甲双胍可持续应用至手术前一晚或手术当天。最好于术前 3 天开始改为三餐前短效胰岛素、睡前中效或长效胰岛素、早晚餐前 0.5 h 预混胰岛素的皮下注射方案。

④术中常规每 2 h 监测 1 次血糖，术后每 4 h 监测 1 次，根据血糖水平调整静脉注射胰岛素剂量，将血糖控制在 7.8 ～ 10.0 mmol/L。

⑤重视围手术期极化液补充：术中每小时滴注葡萄糖 5 ～ 10 g，为防止低钾血症，术中及术后应静脉注射葡萄糖、短效胰岛素 + 氯化钾（极化液），具体为：10% 葡萄糖溶液 500 mL+10% 氯化钾 10 mL+12U 短胰岛素。

6. 水、电解质评估

（1）液体治疗的重要性

液体治疗是围手术期间维持患者生命平稳的重要措施，是通过输液补充血容量、提供营养物质和药物治疗的重要方法。由于细胞外液是人体内绝大多数细胞直接接触和赖以生存的环境，不恰当的液体治疗会引起内环境失衡、器官功能障碍，可直接改变患者的预后。因此，围手术期的液体治疗应该根据患者的需要具体施行，特别是对于调节能力有限的老年患者和危重患者，掌握人体体液的正常分布是正确制订液体治疗方案的基础。

目前关于液体治疗的观点尚不统一。限制性、开放性及目标导向等输液策略各有不足之处，而晶体、胶体、等渗液及高渗液的选择仍尚无定论，各自之间的联合应用似乎更有成效。细胞外液的丧失应用晶体液补充，而允许范围之外的失血则应该用胶体补充。

（2）术前准备

术前应做好充分准备，控制并存病，保持患者体内水电解质平衡，尽量使其血红蛋白高于 100 g/L，白蛋白高于 30 g/L。

（3）术中输液

采用 6% 羟乙基淀粉 130/0.4 高容量血液稀释（AHH）联合控制性降压（CH），麻醉诱导后按照 15 mL/kg，20～30 mL/min，输入 6% 羟乙基淀粉 130/0.4（商品名：万汶）使 Hct 维持在 25%～30% 后减慢输液速率，术中出血量以等量万汶补充，尿量和创面蒸发水分以 6～8 mL/（kg·h）平衡液补充。当患者 Hb < 70 g/L 或 Hct < 25% 时输入同型异体血。该方法在髋部骨折手术中，可有效地进行容量替代，具有良好的心血管效应，且失血量和红细胞需要量均明显减少，并可减轻机体炎症反应，不影响机体的凝血功能。

（4）术后处理

术后早期仍需加强监测，结合引流量、生理需要量、人工胶体清除率及尿量心率等综合判断，维持血容量适宜，注意防止快速输液以免引起心力衰竭和肺水肿；病情平稳后逐渐减少补液，鼓励进食，其间仍要定期监测血常规及血生化等，同时继续控制并存病，避免并发症的发生。

7. 肝脏系统评估

肝脏指标：术前肝脏指标必须达到肝脏 Child-Pugh 分级标准，见表17。Child-Pugh 分 3 级：A 级为 5～6 分，手术危险度小，预后最好；B 级为 7～9 分，手术危险度中等；C 级为 10～15 分，手术危险度大，预后最差。

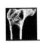

①谷丙转氨酶或谷草转氨酶＜正常值的 2 倍。

②术前要求肝脏 Child-Pugh 分级≤ 7 分。

表 17　肝脏 Child-Pugh 分级标准

临床指标	1 分	2 分	3 分
肝性脑病（级）	无	1～2	3～4
腹水	无	轻度	中度、重度
总胆红素（μmol/L）	＜ 34	34～51	＞ 51
白蛋白（g/L）	＞ 35	28～35	＜ 28
凝血时间延长（s）	＜ 4	4～6	＞ 6
营养状态	好	尚好	差、消瘦

8. 全身情况评估

（1）营养状况的评估

白蛋白、血红蛋白、淋巴细胞水平是监测评价机体营养状况的重要指标，在临床广泛应用。研究证实，老年髋部骨折患者营养不良的发生率较高，22% 的患者入院时血清白蛋白水平降低、59% 血红蛋白数量降低、72% 淋巴细胞计数降低，表明老年髋部骨折患者入院时营养状况欠理想，营养状态评估有助于对术后患者进行更好的营养干预。

白蛋白临床意义：①促进患者伤口愈合，术后能快速恢复，减少患者发生肺炎、伤口感染等并发症的风险。②术前血清白蛋白＜ 35 g/L 的患者术后 1 年死亡率明显提高。③降低髋部骨折患者手术的死亡率和缩短住院时间。

血红蛋白水平降低是出现慢性疾病的一个标志。研究结果表明，术前低血红蛋白水平（＜ 100 g/dL）与患者 1 年生存率密切相关。研究表明，围手术期输血≥ 1000 mL，患者 1 年死亡率为 20.0%；输血量＜ 1000 mL 的患者死亡率为 4.5%。多因素 Logistic 回归分析结果亦提示，血清白蛋白和血红蛋白水平降低是老年髋部骨折死亡的主要危险因素。

淋巴细胞数量既是反映机体免疫情况的主要指标，也是评估机体营养状况优劣的重要参数。循证分析结果也证实，低血红蛋白、低淋巴细胞数、低白蛋白对髋部骨折患者的生存状况具有预后价值。

研究提示，术前患者的营养状况必须达到白蛋白≥35 g/L、血红蛋白水平≥100 g/dL、淋巴细胞数≥1500个/mL。对白蛋白、血红蛋白水平、淋巴细胞数降低患者及时采取干预措施，可改善预后，降低死亡率。

患者入院后即进行营养风险筛查（见表18），评估患者的营养状况，营养总分≥3分者，进行营养干预；营养总分＜3分者，定期筛查和营养评估。术后患者，第二天开始进行营养评估，必要时进行营养干预。

表18 营养风险筛查表

评估项目		评分（分）
疾病状态	骨盆骨折或慢性病患者合并有以下疾病：肝硬化、慢性阻塞性肺病、长期血液透析、糖尿病、肿瘤	1
	腹部重大手术、脑卒中、重症肺炎、血液系统肿瘤	2
	颅脑损伤、骨髓抑制、加护疾患（APACHE＞10分）	3
营养状态	正常营养状态	0
	3个月内体重减轻＞5%或最近1周进食量（与需要相比）减少20%～50%	1
	2个月内体重减轻＞5%，或BMI为18.5～20.5，或最近1周进食量（与需要相比）减少50%～75%	2
	1个月内体重减轻＞5%（或3个月内体重减轻＞15%），或BMI＜18.5（或血清白蛋白＜35 g/L），或最近1周进食量（与需要相比）减少70%～100%	3
年龄	年龄≥70岁加算1分	

注：总分≥3，患者有营养不良的风险，需要营养支持治疗；总分＜3，若患者将接受重大手术，则须每周重新评估其营养状况。

（2）全身情况评估

目前常用的术前全身情况的评估见表19，评估分值＜65分，手术危险性大；评估分值≥65分，手术危险性小。

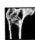

表 19　患者全身情况评分表

项目	检查结果	分值（分）	评分（分）
心功能	心电图无异常	20	
	心电图 1 项异常	10	
	心电图 2 项以上异常	5	
肺功能	胸片无异常	10	
	胸片轻度异常	5	
	胸片重度异常	0	
肝功能	谷丙转氨酶＜ 46 IU/L	10	
	谷丙转氨酶 46 ～ 100 IU/L	5	
	谷丙转氨酶＞ 100 IU/L	0	
血压	140/90 mmHg	10	
	140 ～ 200/90 ～ 130 mmHg	5	
	＞ 200/130 mmHg	0	
贫血	HGB ＞ 100 g/L	10	
	HGB 80 ～ 100 g/L	5	
	HGB ＜ 80 g/L	0	
血糖	空腹血糖＜ 6.1 mmol/L	10	
	空腹血糖 6.1 ～ 10.0 mmol/L	5	
	空腹血糖＞ 10 mmol/L	0	
肾功能	BUN ＜ 7.2 mmol/L	10	
	BUN 7.2 ～ 20.0 mmol/L	5	
	BUN ＞ 20 mmol/L	0	
总蛋白	＞ 60 g/L	10	
	51 ～ 60 g/L	5	
	＜ 51 g/L	0	
电解质和二氧化碳结合力	全部正常	10	
	1 项异常	5	
	2 项以上异常	0	
总分			

（3）肥胖情况评估

①标准体重：

男性标准体重（kg）＝身高（cm）－100

女性标准体重（kg）＝身高（cm）－105

超过标准体重15%～20%者，为明显肥胖；超过标准体重20%～30%者，为过度肥胖。

②体重指数（BMI）：

$BMI ＝体重（kg）/ 身高^2（m）$

$BMI < 18.5 \ kg/m^2$ 为体重过轻，$18.5 \sim 23.9 \ kg/m^2$ 为标准体重，$24 \sim 28 \ kg/m^2$ 为超重，$BMI \geq 28 \ kg/m^2$ 为肥胖。通常男性 BMI 平均为 $22 \ kg/m^2$，女性 BMI 平均为 $20 \ kg/m^2$，超过标准体重的 100% 以上者为病态肥胖。

（4）肥胖对麻醉的影响

①肥胖使肺－胸顺应性和肺泡通气量降低，肺活量、深吸气量和功能残气量减少，肺泡通气 / 血流比值失调，麻醉后易并发肺部感染和肺不张。

②肥胖者血容量增加，左心室容量负荷增加，且常伴高血压、冠心病、糖尿病肝细胞脂肪浸润等，需认真予以对待。

③过度肥胖者，常合并有困难气道。

④过高的体重，引起机体代谢需求增加，引起心排量增加。

⑤肥胖者易引起低氧血症 / 高碳酸血症，导致肺血管收缩，引起慢性肺动脉高压，出现右心衰。

⑥肥胖者脂肪代谢活性增加，加上肌肉负荷的增加，引起氧耗增加和二氧化碳产生增加。

⑦肥胖者增加胃食道返流和疝脱落的危险性增加，腹内压增加，误吸的发生率显著上升。

⑧肥胖者的分布容积增加，导致清除半衰期延长。

（5）过轻体重对麻醉的影响

①对体重过轻者，麻醉剂量需适当减少。

②在近期内体重显著减轻者，对麻醉的耐受一般均较差。

③营养不良者对麻醉和手术的耐受力均低。

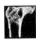

9. 麻醉评估

（1）麻醉原则

根据美国麻醉医师协会（ASA）评分标准对手术风险进行评估（具体见本节的"四、快速通道的管理"），结合患者病情特点选择麻醉方法，首先应选用对患者呼吸、循环系统影响小，作用短暂，可控性强的麻醉方法。

不同麻醉方式对髋部骨折患者术后 1 年病死率有不同的影响，全身麻醉的患者 1 年病死率高达 27.3%～41.7%，椎管内阻滞和周围神经阻滞的患者 1 年病死率分别为 22.0% 和 11.7%～28.3%。

（2）术前充分肠道准备

研究表明，术前严格禁食与术前 2 h 禁饮相比，Mendelson 综合征的发生率无明显差别，认为术前口服碳水化合物可明显缓解术前的口渴感和饥饿感，减轻术后胰岛素抵抗，有助于患者术后切口的愈合，缩短术后康复时间，同时术前口服碳水化合物还能增强自身的代谢，形成能量和热量，从而提高术中体温。美国麻醉医师协会于 1999 年修订了《术前禁食指南》，指南规定，任何年龄患者术前 2 h 可以口服无色碳水化合物 200～250 mL，让患者在舒适而又不增加误吸的环境下接受手术。

（3）输液量控制

术前输液量应控制在每天 1500 mL 以下，术中给予乳酸林格液 40 mL/kg 能改善肺部功能，减少恶心呕吐，减少机体应激反应。术后输液量在每天 2000～2500 mL 以下，患者较少出现不适反应。

（4）精准麻醉

精准麻醉是精准医学的重要组成部分，要求更新麻醉质控标准，促进临床麻醉从安全性向舒适化转型，从模糊麻醉向数字麻醉，从心电监测向脑电监测，从简单麻醉向简洁麻醉发展，从而针对特定患者和特定疾病设计出更精准和个性化的麻醉方案，促进患者康复和提高治疗效果，最终给每个人的健康带来最大的利益。

①周围神经阻滞：目前采用的周围神经阻滞的方法很多，包括髂筋膜阻滞、腰丛神经阻滞、腰丛＋坐骨神经阻滞、腰丛＋骶丛神经阻滞。上述周围神经阻滞方法并不能阻滞肋下神经外侧皮支、髂腹股沟神经外侧皮支和臀上皮神经，因此需要复合静脉镇痛、镇静药物才能满足手术的需要。该方法的

缺点是：a.能阻断手术区域对骨膜进行剥离时，产生的刺激传入迷走神经，进而产生反射，导致老年患者心脏传导功能发生障碍；b.老年患者交感神经系统功能较弱，易加重病情；c.避免操作时，对扩髓腔进行的敲击操作，易升高髓腔内压力，降低患者心率，使心搏骤停。

传统的区域神经阻滞技术没有可视化引导，主要依赖体表解剖标志来定位神经，有可能因针尖或注药位置不理想而导致阻滞失败。在区域神经阻滞中使用超声引导，可清晰地看到神经结构及神经周围的血管、肌肉、骨骼及内脏结构。进针过程中可提供穿刺针行进的实时影像，以便在进针时随时调整进针方向和进针深度，以更好地接近目标结构。注药时可以看到药液扩散，甄别无意识的血管内注射和无意识的神经内注射。此外，与神经刺激仪共同使用，使得区域神经阻滞定位更加准确，用最少的麻醉药量，阻滞最小的神经区域，最大满足手术的需要。目前精准麻醉已能完成 B 超引导下包括收肌管隐神经、股神经、坐骨神经、腹横筋膜（TAP）、胸椎旁神经等多种外周神经阻滞。

②椎管内阻滞：对于髋部骨折的手术，麻醉平面达到 T10 水平就可获得满意的麻醉效果，因此椎管内阻滞也是较好的麻醉方法。但椎管内阻滞的缺点有：a.麻醉平面过高可导致低血压发生甚至影响患者的呼吸，术后易发生头痛、尿潴留等并发症；b.老年患者因腰椎畸形、黄韧带钙化等导致穿刺困难或失败，围手术期预防治疗下肢静脉血栓可能导致硬脊膜外腔血肿发生等。

③全身麻醉：包括喉罩麻醉、气管插管全身麻醉，其中喉罩麻醉对呼吸生理的干扰轻微，更适用于老年患者的手术麻醉。全身麻醉的缺点有：a.该方法未阻断手术区域的痛温觉传入神经，手术的伤害刺激所造成的应激水平随着操作而变化，因此，较难掌控麻醉深度；b.血流动力学可能出现波动，不仅会影响心脏的前、后负荷，也会影响各脏器的灌注；c.全身麻醉对呼吸生理的干扰较明显，可能导致术后拔除气管插管延迟，发生肺不张、肺部感染、褥疮和深静脉血栓形成等并发症。

传统全麻醉由于没有深度的监测指标，发生麻醉意外的概率较高。而精确麻醉有明确的麻醉深度，能根据手术需要准确地综合评价患者的麻醉深度，配以测算患者的睡眠程度、肌肉松弛程度和镇痛的效果等，并在术后能使患者及时苏醒。在手术中监测麻醉深度，不仅能提高麻醉质量和手术安全性，

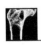

还能减少麻醉的并发症。麻醉脑电意识深度监测系统是目前技术最先进、对临床指导意义最大的一种麻醉深度监测设备，可根据术中患者脑电信号的监测结果，对手术麻醉的深浅度作出精准调试，从而规避传统经验麻醉带来的风险。

五、骨质疏松的管理

（一）目前存在问题

①研究表明，大部分医师对骨折患者仅采取对症治疗的措施，仅23%的摄片报告会提及椎体骨折，仅18%的中、重度椎体骨折患者接受了钙、维生素D或抗骨质吸收药物治疗。

②任何脆性骨折的患者在进行外科治疗的同时，都应该接受药物治疗以降低再次骨折的危险。所以，骨科医师必须意识到应该采取有效措施以防止患者再次发生骨折。

（二）制定健康指导方案

通过骨质疏松症自我效能量表（OSES）和骨质疏松症知识问卷（OKT）制订指导方案，根据问卷结果，有针对性地进行OP知识宣传和普及，以纠正大部分老年OP患者不正确的生活、运动和补钙方式。通过提高患者对运动和钙摄入的信心来促进其健康行为，以减少骨折发生的风险。同时，在不改变患者现有饮食习惯和结构的基础上，增加含钙丰富的食物种类，让患者充分了解到食物补钙的益处。另外，可以根据老年患者的特点，制订"渐进式"的运动方案，在有效运动方式的基础上，逐渐增加运动时间和运动量，从而提高患者的信心，达到增进健康的目的。

1. 骨质疏松症自我效能量表

自我效能源自社会学习理论，是指个体对自己执行某一特定行为的能力大小的主观判断，即个体对自己执行某一特定行为并达到预期结果的能力的自信心，自我效能是较好的行为预测因子。当被知觉到的效能期望决定做出何种程度的努力或克服困难的程度，即被知觉到的效能期望越强，就越努力。

骨质疏松症自我效能量表是一个多维度多级评价的调查表，用以测量人群执行预防骨质疏松症的锻炼行为和增加钙摄入行为的自信程度。

骨质疏松症自我效能量表由锻炼自我效能量和食钙自我效能量2个部分

组成，共 19 个条目，每个条目采用 5 级评分制（1 ＝完全没有把握，2 ＝有二三成把握，3 ＝有五成把握，4 ＝有七八成把握，5 ＝极有把握）。受试者依其能做到的程度来进行评分，各项分数累积即为总分，分数越高表示自我效能越高（见表 20）。

表 20 自我效能量表

项目	测评条目	评分（分）
锻炼自我效能	1. 开始一项新的锻炼计划或项目	
	2. 改变您的锻炼习惯	
	3. 付出努力去锻炼	
	4. 即使锻炼很困难，还是会锻炼	
	5. 每次锻炼能坚持适当的时间（每次 20～40 min）	
	6. 每周至少锻炼 3 次	
	7. 即使锻炼麻烦、令人疲倦，还是会锻炼	
	8. 坚持锻炼	
	9. 做您应该做的锻炼类型	
食钙自我效能	10. 开始吃更多含钙量高的食物	
	11. 摄入足够的含钙量高的食物	
	12. 有规律地摄入含钙量高的食物	
	13. 改变您的饮食习惯来增加您对含钙量高的食物的摄入	
	14. 经常进食含钙量高的食物	
	15. 懂得挑选合适的食物来增加您的钙摄入量	
	16. 坚持能够提供足够钙量的饮食	
	17. 能够获得含钙量丰富的食品	
	18. 记得吃含钙量高的食物	
	19. 当您不能从食物中获得足够的钙，能够及时补充钙剂	

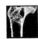

2. 骨质疏松症知识问卷

OKT 问卷是一份简单易答的关于 OP 危险因素、运动及钙知识的问卷。它可作为进行 OP 健康促进和疾病预防时的知识评估工具，也可作为社区中老年人自我护理时的测试工具。整个问卷要求 5 ～ 10 min 内完成，中老年人易于接受。

OKT 由 3 部分组成，OP 危险因素（1 ～ 11 题，见表 21）、运动知识（12 ～ 18 题）和钙知识（19 ～ 26 题），答对一题得 1 分，答错得 0 分，问卷总分范围：0 ～ 26 分，得分越高表明对骨质疏松相关知识的认知水平越高。

（1）OP 危险因素（1 ～ 11 题）

以下每题是否更有可能或更不可能患骨质疏松症，或与患骨质疏松症无关，或您不知道，请您选择其中一项作为您的答案。

表 21 OP 危险因素

	更有可能	更不可能	无关	不知道
1. 饮食中含乳制品较少				
2. 绝经（本题男性不用选）				
3. 身材高大				
4. 吃大量的深绿叶蔬菜				
5. 妈妈或外婆患骨质疏松症				
6. 白种人或亚洲人				
7. 卵巢切除（本题男性不用选）				
8. 进行有规律的运动				
9. 长期使用类固醇激素（如强的松）				
10. 酗酒				
11. 吸烟				

（2）运动知识（12～18题）

从4个选项中选出一个答案，确保只选一个答案，如果您认为不止一个，选择最好的答案，如果不能确定，选择"不知道"。

12.下列哪项运动是减少骨质疏松症患病机会的最好方式？

A.游泳   B.快走

C.做家务   D.不知道

13.下列哪项运动是减少骨质疏松症患病机会的最好方式？

A.骑单车   B.练瑜伽

C.搞房间卫生   D.不知道

14.您认为一个人为了强壮骨骼每周应运动多少天？

A.每周1天   B.每周2天

C.每周3天以上   D.不知道

15.一个人为了强壮骨骼每次最少应运动多长时间？

A.少于15分钟   B.20～30分钟

C.多于45分钟   D.不知道

16.运动使骨骼强壮，但运动强度必须足以使呼吸：

A.稍快一点   B.快到不能讲话

C.很快，但可以讲话   D.不知道

17.下列哪项运动是减少骨质疏松症患病机会的最好方式？

A.慢跑或长跑运动   B.乘坐高尔夫车进行高尔夫球运动

C.从事园艺   D.不知道

18.下列哪项运动是减少骨质疏松症患病机会的最好方式？

A.打保龄球   B.洗衣、熨烫

C.跳健美操   D.不知道

（3）钙知识（19～26题）

从4个选项中选出一个答案，确保只选一个答案，如果您认为不止一个，选择最好的答案，如果不能确定，选择"不知道"。

19.以下哪种食物是最好的钙来源？

A.苹果   B.大豆

C.黄瓜   D.不知道

20.以下哪种食物是最好的钙来源？

A.西瓜   B.玉米

C.虾   D.不知道

21.以下哪种食物是最好的钙来源？

A.鸡   B.花椰菜

C.葡萄   D.不知道

22.以下哪种食物是最好的钙来源？

A.酸奶   B.草莓

C.卷心菜   D.不知道

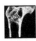

23. 以下哪种食物是最好的钙来源?

A. 豆腐　　　　　　　　　　　B. 葡萄

C. 萝卜　　　　　　　　　　　D. 不知道

24. 下列哪项是成人钙摄入的推荐剂量?

A. 100～300 mg/天　　　　　B. 400～600 mg/天

C. ＞800 mg/天　　　　　　　D. 不知道

25. 为了摄入足够推荐剂量的钙成人应饮多少牛奶?

A. 每日半杯(125 mL)　　　　B. 每日1杯(250 mL)至2杯(500 mL)

C. 每日2杯(500 mL)以上　　D. 不知道

26. 下列哪种人最需要补充钙剂?

A. 不吃早餐的人　　　　　　　B. 不能从食物里获得足够钙的人

C. 超过了45岁的人　　　　　　D. 不知道

六、快速康复的管理

(一)定义和目的

1. 定义

快速康复外科是指在围手术期应用多种经循证医学证实有效的方法,以减少患者手术应激及并发症,更全面地重视微创理念,达到更低的器官功能障碍、更低的病死率及获得更好的康复。

快速康复外科起源于丹麦,国外最先应用于胃肠外科,并取得良好成果。随之,国外多关节中心将此理念用于髋、膝关节置换术的管理,缩短了患者的住院时间,减少了早期并发症的发生,提高了患者的满意度。快速康复外科理念是通过优化术前宣教、打破传统术前禁食水时间、疼痛的控制、改变麻醉方式以及术中保温、控制补液量等措施,使医生、护士、麻醉医师、患者及家属均参与到整个围手术期的治疗中,从而减轻患者痛苦,加速其康复。

2. 目的

①预防DVT、继发性心肺疾患等。

②调整心理,为围手术期术后康复做好准备。

(二)康复内容

1. 术前康复内容

①积极训练心肺功能,教会患者正确的咳嗽咳痰方法。

②防治压疮。

③进行上肢力量和背部力量训练,为术后早期使用助行器做准备。

2. 术后康复

术后康复分为三大部分，时间为 2～3 月（8～12 周）。

①医院康复：术后急性期，早期康复。

②家庭康复：进入慢性期，出院后社区或家庭康复。

③门诊康复：恢复期康复，恢复体力，回归正常生活。

（三）康复护理意义

①全程参与髋部骨折患者的查房、治疗、康复及出院指导，治疗更专业、规范、系统。

②缩短住院时间，减少住院期间的并发症，改善术后功能。

③在患者围手术期及康复期监测患者的营养进食状况及疼痛管理、维持水电解质平衡，一方面可为患者提供系统规范的治疗，另一方面便于护士有更多的时间接触患者，获取回馈信息，使得治疗更为有效。

④制订个体化康复计划。患者入院时即行身心状况评价和监测，术前即指导患者功能锻炼，做好心理指导，根据其文化水平细致耐心地讲解功能锻炼的重要性及方法，术后指导患者锻炼，督促患者家属参与到患者的康复训练中。

（四）康复护理方法

1. 康复护理原则

①入院时即对患者进行身心状况评价和监测，合并内科疾病提供相应的护理；制订康复计划，并指导患者行呼吸功能训练，多坐起，锻炼双上肢力量以增加患者进食、利于患者术后扶助行器行走。为了预防再次跌倒，康复团队在患者入院时还需对患者有无骨质疏松进行诊断并予治疗。

②围手术期及康复期，康复团队共同查房、指导患者进行功能训练，监测患者营养进食状况及疼痛管理、水电解质平衡等。

③出院时向患者进行健康教育，发放康复指导手册，提供其需要的辅助器具。

2. 康复训练内容

（1）第一阶段（术后 1 周内）

①目的：减轻患者疼痛，防止肌肉萎缩，改善关节活动范围，增强股四头肌和腘绳肌肌力。

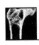
②方法：术毕回病房，在患侧肢体的腘窝处置一软枕，保持膝关节的生理弯曲，防止僵硬。麻醉清醒后，挤压和按摩患者的小腿，指导患者进行健肢的主动运动与患肢踝关节、脚趾的主动屈伸运动。术后第1天，指导患者活动脚趾，做股四头肌的等长收缩运动，即有意识地绷紧或放松小腿肌肉，按10次、20次、30次逐步增加。指导患者进行踝关节的屈曲和背伸运动，屈膝运动，屈膝运动角度不超过90°，避免髋关节内旋、内收。踝关节和小腿采用间歇性气囊肢体加压仪进行治疗。术后第2天，在CPM机（连续性被动活动机）的协助下进行膝关节、踝关节被动屈伸运动。

（2）第二阶段（术后1～2周）

逐渐扩大关节的活动范围，由被动运动过渡到主动运动，髋屈伸肌、外展肌、股四头肌抗阻训练。仰卧位直腿抬高运动，患肢抬高控制在30°以内，每次练习控制在5 min以内，3次/天；仰卧位屈髋屈膝运动，屈膝从15°开始，在不引起疼痛的前提下每天增加训练角度，目标＞90°。根据患者的情况逐渐增加练习时间和次数，进行坐起、起立、坐下的训练，练习过程中注意患者有无心慌、出冷汗及恶心等不良反应，如有则及时停止练习。结合患者的体力恢复情况让其自主进行穿衣、梳洗、进食、床上排便等。

（3）第三阶段（术后2～4周）

当患者健侧下肢具有正常的活动能力及患肢可靠的内固定时，进行站立、负重、行走、转身训练。术后1个月，根据患者恢复情况，可进行患肢的负重训练，缓慢地半蹲起立、原地踏步练习、上下台阶练习，患肢由部分负重逐渐到完全负重。

3. 康复注意事项

①保持患肢处于外展中立位，避免过度的内收屈髋。抬高患肢15°～20°，患肢穿矫正鞋，双侧下肢之间可放置软枕，防止患肢外旋、内收。

②患者术后6～8周内收屈髋不要超过90°，避免坐矮的、软的椅子或跷二郎腿。

③指导患者正确翻身。a.向术侧翻身：伸直术侧髋关节，保持外展中立位，伸直同侧上肢，手掌垫在大粗隆后面，防止患肢外旋。b.向健侧翻身：双下肢稍屈膝，两膝间夹软枕，防止髋关节内收，同时将髋关节与躯干转向健侧。

④尽量避免让患者在不平整的路面行走，以防止摔伤或受到撞击。

（五）健康教育

1. 健康教育特点

①患者对医务人员的热情、理解的态度有非常高的需求，而对医务人员、环境及制度等介绍的需求较少。

②患者对自身疾病知识和康复锻炼具有很强的需求，为防止二次骨折，通常愿意采取措施以便更快地得以康复。

③患者对"医务人员有针对性为患者指导"的需求较高，他们认为和医务人员面对面的交谈是最安全和最可信的。

④心理负担重：a.照顾任务负荷重，使照顾者的心情极度郁闷，心理负荷加重。照顾者焦虑及抑郁心理将会给被照顾者造成严重的后果，如造成护理措施的失误、虐待照顾对象等。b.患者自责情感重，沉重的照顾负荷额外增加了照顾者的身体和心理负荷，使患者由此产生愧疚、自责等负性情感反应。患者的自我感受负荷越重，生活质量越差，身体、情感和功能健康水平越低，从而影响受照顾者的生活质量。c.患者患病后，家庭经济负担重。

2. 健康教育内容

①告知患者现在治疗髋部骨折手术的必要性和成功率，增加患者的信心。

②告诉患者功能锻炼可以预防关节僵硬、肌肉萎缩，并告知具体的锻炼方法，以最大可能的调动患者的积极性，主动进行功能锻炼，促进骨质愈合。

③做好出院指导及出院后的健康指导，讲解相关知识，交代患者、家属出院后的用药、饮食、复诊等问题。

④对照顾者进行健康教育指导，为照顾者提供照顾知识和技能的培训，使他们掌握护理方法及医学常识，提高他们的照顾能力。主要方式有：

a.通过讲座、照顾者座谈会、家庭访视、电话随访、电子邮件、操作示范、参观养老院等形式来加强对老年人照顾者护理知识的指导。

b.提供转诊和协助转诊信息、举办照顾者联谊会、发放科普手册，提供电话咨询等社会支持性服务，教给照顾者相关的照顾知识和技能，以提高他们的照顾能力，减少照顾者负荷，提高护理水平，促进患者的身心健康。

c.通过高科技的信息系统技术（电话或互联网），建立照顾者支持平台，多与照顾者进行沟通交流，及时减轻照顾者的负荷，使其保持良好健康的心态进行有效的护理，减轻照顾者的无助感与孤立感，提高家庭护理的质量。

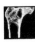

（六）术后完全负重的时机

1. 影响骨折术后稳定的因素

①骨折的类型。

②手术方式的选择。

③复位内固定的质量。

④骨的质量。

2. 早期负重是手术的标准要求

股骨转子间骨折内固定术后过去一直遵循骨折愈合之前不能下地负重的原则。Machers 等基于股骨转子间骨折大量的文献证据，总结认为，股骨转子间骨折的治疗应该以稳定的固定及术后早期完全负重活动作为标准。

3. 各种内固定术后负重时机

（1）PFNA 固定

PFNA 由于螺旋刀片的设计以及良好的锁定机制，不仅可以减少头颈部骨质丢失，使螺旋刀片与骨骼形成牢固的整体结构，还可以对干骺端骨折区域的塌陷移位有良好的控制。因此，可以允许术后立即下地负重。一般认为只要患者能耐受，就在术后第一天开始，在支架保护下下地完全负重活动。

（2）重建钉固定

重建钉治疗股骨转子间反斜形骨折，术后第 2 天或第 3 天可离开病床，坐到椅子上，只要患者能够耐受，就可在有监管的条件下开始负重练习。

（3）Gamma 固定

术后常规卧床 2 天，进行被动活动；2 天后，只要患者身体状况及骨折复位允许，即离床直接负重活动。

（4）DHS 固定

术后允许立即完全负重活动。

（5）PCCP 固定

作为一种髓外固定系统，手术后第 1 天可在康复师的指导下在床边活动，术后第 2 天，开始在助步器保护下行走，每天 2 次，每次 30 min。（6）DCS（动力髁螺钉）固定

不允许早期完全负重活动。

4. 股骨转子间骨折术后康复锻炼安全性评估

目前，股骨转子间骨折术后康复锻炼安全性评估尚无统一标准，我们根据骨折类型、关节置换或内固定方式（两者为同一项目）、骨质疏松程度、手术质量、患者术前基础状况等5个项目，每个项目对应0～3分，根据5个项目中不同得分之和进行评估，把该评估分为4个级别，分别为安全级（10～15分）、较安全级（7～9分）、危险级（4～6分）、极度危险级（0～3分），见表22。早期部分负重活动时间：安全级为3天～1周，较安全级为3～4周，危险级为6～8周，极度危险级为3个月。完全负重活动时间为骨折局部无痛，X线片示骨折端无二期移位，骨痂生长旺盛，骨折线模糊。

表22　股骨转子间骨折术后康复锻炼安全性估表

分值（分）	3	2	1	0
内固定	关节置换	—	—	—
内固定	PFNA髓内钉固定	PFN髓内钉固定	髓外固定	多枚钉固定
骨折类型	A1	A2.1、A2.2	A2.3	A3
骨质疏松程度	Singh 指数 Ⅶ级	Singh 指数 Ⅴ－Ⅵ级	Singh 指数 Ⅲ－Ⅳ级	Singh 指数 Ⅰ－Ⅱ级
手术质量	①假体位置正常，患肢无短缩；②骨折解剖复位或接近解剖复位，尖顶－边顶距（TAD）＜20 mm	①假体位置良好，患肢短缩＜2 cm；②骨折接近解剖复位或轻度移位＜4 mm、尖顶－边顶距（TAD）＜20～25 mm	①假体位置良好，患肢短缩＜2～4 cm；②骨折内侧或外侧缺乏支撑螺钉，40 mm＞TAD＞25 mm，位置不良	①假体位置不正常，患肢短缩＞4 cm；②骨折内外侧均缺乏支撑螺钉，TAD＞40 mm，位置不良
基础状况评估	可从事体力劳动	生活自理	日常生活需要帮助	日常生活依赖

（苏瑞鉴　陈胜琼）

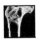
参考文献

［1］BROX W T, ROBERTS K C, TAKSALI S, et al. The American academy of orthopaedic surgeons Evidence-Based guideline on management of hip fractures in the elderly［J］. J Bone Joine Surg Am, 2015, 97（14）: 1196-1199.

［2］SHIGA T, WAIMA Z, OHE Y. Is operative delay associated with increased mortality of hip fracture patients？ Systematic review, meta-analysis and meta-regressing［J］. Can J Anaesth, 2008, 55（3）: 146-154.

［3］RICCI W M, BRANRT A, MCANDREW C, et al. Factors affecting delay to surgery and length of stay for patients with hip fracture［J］. J Orthop trauma, 2015, 29（3）: e109-114.

［4］BRAUWER I D, Lepage S, Yombi C, et al. Prediction of risk of in-hospital geriatric complications in older patiens with hip fracture［J］. Aging Clin Exp Res, 2012, 24（1）: 62-67.

［5］NEUHAUS V, KING J, HAGEMANA M G, et al. Charlson comorbidity indices and in-hospital deaths in patients with hip fractures［J］. Clin Orthop Relat Res, 2013, 471（5）: 1712-1719.

［6］中华医学会骨科学分会. 预防骨科大手术深静脉血栓形成指南（草案）［J］. 中国矫形外科杂志, 2009, 17（4）: 287.

［7］姜海峰, 管世江. 骨折患者血清中 D- 二聚体的检测及其的临床意义［J］. 临床和实验医学杂志, 2011, 10（7）: 544-545.

［8］马胡晶, 杜海山, 朱康, 等. 老年髋部骨折患者 D- 二聚体变化趋势及诊断临界点［J］. 临床和实验医学杂志, 2014, 20（13）: 1693-1695.

［9］BERGQVIST D. Low-molecular-weight heparin versus rivaroxaban in orthopedic surgery［J］. Expert Rev Hematol, 2013, 6（2）: 135-137.

［10］DAWEE J, LINDISFARNE E, SINGH T, et al. Sernbo score predicts survival after intracapsular hip fracture in the elderly［J］. Ann R Coll Engl, 2013, 95（1）: 29-33.

［11］NEARY W D, HEATHER B P, EARNSHAW J J. The physiological and operative severity score forthe enumeration of mortality and morbidity（POSSUM）［J］. Br J of Surg, 2003, 90（2）: 157-165.

［12］苏以林, 王钢, 李江平. 改良生理学和手术严重度评分系统预测骨盆髋臼骨折手术并发症发生概率的价值［J］. 中华创伤骨科杂志, 2008, 4（10）: 301-304.

［13］张菊红, 黄至斌. 非心脏手术围术期心血管事件风险评估与预防的研究进展［J］. 心血管病学进展, 2013, 34（4）: 574-579.

［14］FLEISHER L A, BECKMAN J A, BROWN K A, et al. 2009 ACCF/AHA focused update on perioperative beta blockade in corporated into the ACC/AHA 2007 guidelines on perioperative cardiovascular evaluation and care for noncardiac surgery［J］. Circulation, 2009, 120（21）: e169-276.

［15］张世民, 王宏宝, 张少衡, 等. 老年髋部骨折患者术前心脏功能的快速评估［J］. 上海医学, 2004, 37（1）: 83-85.

［16］LEE H K, CHOI H S, SON E J, et al. Analysis of the prevalence and risk factors of malnutrition among hospitalized patients in Busan [J]. Prev Nutr Food Sci, 2013, 18（2）: 117-123.

［17］VIEIRA P M, DE-SOUZA D A, OLIVEIRA L C. Nutritional assessment in hepatic cirrhosis: clinical, anthropometric, biochemical and hematological parameters [J]. Nutr Hosp, 2013, 28（5）: 1615-1621.

［18］王振恒，方永超，阚翔翔，等.影响老年髋部骨折患者术后1年死亡率的因素分析 [J]. 中国矫形外科杂志，2014，22（2）：110-113.

［19］梁文进，宗永学，梅桂杰.年龄因素对人体血红蛋白含量的影响 [J].中国疗养医学，2012，21（5）：471.

［20］余江，蒋科，吴思宇，等.骨科老年患者围手术期并发症相关危险因素评估 [J].第三军医大学学报，2013，35（11）：1160-1163.

［21］王爱民，杜全印.重视老年髋部骨折的救治 [J].创伤外科杂志，2014，16（6）：481-483.

［22］胡海，张长青.老年髋部骨折绿色通道建设 [J].上海医学，2014，37（1）：2-4.

［23］刘粤，郝玮，张岩，等.多学科协作综合治疗老年髋部骨折的疗效 [J].中国老年学杂志，2014，34（10）：5481-5484.

［24］宋远征，赵建宁，郭亭，等.快速康复外科在高龄髋部骨折者围手术期的应用 [J]. 中国矫形外科杂志，2012，20（14）：2153-2156.

［25］苏瑞鉴，陈胜琼，黄海钦，等.骨科老年患者术后精神障碍相关风险因素识别和干预的临床意义 [J].实用骨科杂志，2013，8（11）：1045-1047.

［26］LAULUND A S, LAURITZEN J B, DUUS B R, et al. Routine blood tests as predictors of mortality in hip fracture patients [J]. Injury, 2012, 43（7）: 1014-1020.

［27］VOCHTELOO A J H, VAN DER BURG B L S B, MERTENS B J A, et al. Outcome in hip fracture patients related to anemia at admission and allogeneic blood transfusion: an analysis of 1262 surgically treated patients [J]. BMC Musculoskel Disord, 2011, 12（11）: 262.

［28］SIMONE M J, Roberts D H, Irish J T, et al. An educational intervention for providers to promote bone health in high-risk older patients [J]. J Am Geriatr Soc, 2011: 59（2）: 291-296.

［29］刘腊梅，路丽娜，周兰妹.老年人照顾者健康状况与社区护理需求的调查研究 [J].护士进修杂志，2012，27（5）：435-437.

［30］武秋娣，王爱红.卒中患者照顾者照顾感受的质性研究 [J].解放军护理杂志，2009，26（7A）：22-24.

［31］江志伟，李宁，黎介寿.快速康复外科的概念及临床意义 [J].中国实用外科杂志，2007，27（2）：131-133.

［32］HERTOG A D, GLIESCHE K, TIMM J, et al. Pathway-controlled fast-track rehabilitation after total knee arthroplasty: a randomized prospective clinical study evaluating the recovery pattern, drug consumption, and length of stay [J]. Arch Orthop Trauma Surg, 2012, 132（8）: 1153-1163.

［33］IBRAHIM M S, KHAN M A, NIZAM I, et al. Peri-operative interventions producing better functional out comes and enhanced recovery following total hip and knee arthroplasty: an evidence-based review [J]. BMC Med, 2013（11）: 37.

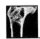
［34］徐仲煌，唐帅，罗爱伦，等.腰丛神经阻滞在高龄患者髋关节手术中的应用［J］.中国医学科学院学报，2010，32（3）：328-331.

［35］赵达强，江伟.老年患者髋部骨折手术的麻醉［J］.上海医学，2014，37（1）：5-6.

［36］MACHERAS G A，KOUTSOSLATHIS S D，GALANAKOS S，et al. Does PFNA Ⅱ avoid lateral cortex impingement for unstable pertrochanteric fractures？［J］. Clin Orthop Relat Res，2012，470（11）：3067-3076.

［37］MAKKI D，MATAR H E，JACOB N，et al. Comparison of the reconstruction trochanteric antigrade nail（TAN）with the proximal femoral nail antirotation（PFNA）in the management of reverse oblique intertrochanteric hip fractures［J］. Injury，2015，46（12）：2389-2393.

［38］PASOARELLA R，FANTASIA R，MARESCA A，et al. How evolution of the nailing system improves results and reduces orthopedic complications：more than 2000 cases of trochanteric fractures treated with the Gamma Nail System［J］.Musculoskelet Surg，2016，100（1）：1-8.

第三章 髋部骨折的精准治疗

第一节 老年髋部骨折

老年人髋部骨折主要由内因、外因和老年病共同作用所致。股骨颈骨折多为间接外力传导所致，扭转伤为主要致伤因素。股骨转子间骨折为直接外力所致，跌倒摔伤外力直接作用于大转子，导致骨折的发生。

一、老年髋部骨折的内因

骨质疏松是老年人髋部骨折的重要内因，77%的股骨颈骨折患者存在骨质疏松。造成老年人骨质疏松的原因包括老年人成骨细胞功能下降、甲状旁腺激素分泌增加、钙吸收减少、降钙素水平低等。较多研究结果提示，骨密度值和 Singh 指数呈显著的正相关。因此，将骨密度和 Singh 指数相结合，可以从骨量和骨结构两方面对股骨近端的骨质量和骨强度进行评估，进而预测骨折发生的危险，其准确性也可以得到提高。

二、老年髋部骨折的外因

1. 跌倒摔伤

国际老年人跌倒预防工作组将跌倒定义为：无意图地摔倒在地上或一些更低的平面上，但不包括暴力、意识丧失、偏瘫或癫痫发作所致的跌倒。

跌倒摔伤是髋部骨折最常见的致伤原因，包括行走时滑倒、上下床时滑落、骑自行车摔倒等跌倒导致的低能量损伤，而且大多数受伤地点在室内。与跌倒有关的危险因素主要有两方面，一是内在危险因素，包括年龄、性别、种族、以前有跌倒或骨折史、骨质量较差、合并其他疾病、肌肉骨骼疾病、认知缺失、步态和平衡紊乱、感觉缺失、直立性低血压、一些药物的应用等；二是外在危险因素，主要是环境因素如障碍物、光线昏暗和湿滑的地面等。

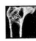

2. 老年疾病

老年人髋部骨折与老年疾病密切相关，如高血压、冠心病、糖尿病、肺部疾病、膝关节退行性变、老年痴呆等，会影响老年人的应变能力及行走功能，使其容易跌倒扭伤，这些疾病与骨质疏松相互影响，使骨折的发病率更高。

3. 社会心理因素

一些老年人因为害怕过重的医疗负担或担心跌倒而减少活动量，造成肌肉萎缩和应急能力的下降，注意力不集中，反而增加跌倒的机会和骨折的危险性。

4. 髋部骨折的危险因素

①年龄：对于老年人群，随着年龄的增加，髋部骨折的发生率也逐渐增加，每增加 10 岁，髋部骨折的发生率就上升 2 倍。②吸烟：吸烟并不是髋部骨折独立的危险因素，而是与骨质疏松有关，长期吸烟会导致骨质疏松。③酒精：酒精能够降低维生素 D 的水平，也可影响骨细胞的代谢，从而导致骨质疏松。此外，患者饮酒后步态不稳，也增加了跌倒的风险。④父母有髋部骨折史：有研究显示母亲有髋部骨折病史的老年人群发生髋部骨折的概率是母亲无髋部骨折史的 2 倍，原因可能是与遗传的骨骼结构不同有关，具体机制尚不十分明了。⑤药物：镇静药物、抗抑郁药物、精神药物等均可使患者处于震惊状态，还可导致直立性低血压，增加跌倒的风险。抗惊厥药物可增加维生素 D_3 的代谢，导致骨软化症。糖皮质激素能够降低骨密度。

第二节　股骨颈骨折

一、股骨颈骨折的特点

①老年人骨质疏松严重，股骨颈逐渐发生退行性变，皮质骨薄而疏松，骨小梁稀疏，张力骨小梁及压力骨小梁的减少尤其明显。

②脆性骨折发生率剧增。

③老年患者合并症多。

④治疗难度大，死亡率高。

⑤老年人 Ward 三角区常仅有脂肪填充，此区域脆弱。

⑥老年人髋部周围肌群退变，反应迟钝，不能有效地抵消髋部的有害应力。

⑦微观结构上，股骨上段的骨小梁及其周围的软骨等结构形成许多个特殊的拱形结构，使得股骨头颈部在吸收震荡并传递应力到股骨上坚硬的骨皮质中起着重要的作用。这种结构可以使之在不同的载荷下随着压力方向的不同产生不同的弹性变形，从而可以承受较大的应力和变形。在老年人中，尤其是老年妇女，由于骨质疏松导致骨小梁减少和小梁间距增宽，使股骨颈在头颈交界处的结构明显减弱，因此这种微观结构使老年人易于发生骨折。

二、股骨颈骨折对精准医疗的要求

①个体化的评估。

②标准化的治疗。

③优化临床疗效。

④最大限度提高生活质量。

三、股骨颈骨折的精准诊断

（一）早期诊断

1. 临床表现

（1）症状

老年人跌倒后诉髋部疼痛，不能站立和走路，应想到股骨颈骨折的可能，部分患者会主诉膝关节疼痛，不完全性骨折或嵌插型骨折可能只有轻微疼痛，能够负重，要注意避免漏诊。

（2）体征

①畸形：患肢多有轻度屈髋屈膝及外旋畸形。

②疼痛：髋部除有自发疼痛外，移动患肢时疼痛更为明显。在患肢足跟部或大转子部叩打时，髋部也感疼痛，在腹股沟韧带中点下方常有压痛。

③肿胀：股骨颈骨折多为囊内骨折，骨折后出血不多，又有关节外丰厚肌群的包围，因此，外观上局部不易看到肿胀。

④功能障碍：移位骨折患者在伤后不能坐起或站立，但也有一些无移位

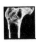

的线状骨折或嵌插骨折病例，在伤后仍能走路或骑自行车。对这类患者要特别注意，不要因遗漏诊断使无移位稳定骨折变成移位的不稳定骨折。发生移位骨折后，由于远端受肌群牵引而向上移位，因此患肢变短。

⑤患侧大转子升高在髂－坐骨结节联线之上，大转子与髂前上棘间的水平距离缩短，短于健侧。

2. 影像学检查

正、侧位 X 线片是首选检查，X 射线检查在骨折的分类和治疗上有重要的参考价值。对于确诊股骨颈骨折的患者，CT 扫描有助于全面了解骨折的形态。对于临床怀疑股骨颈骨折但 X 线片检查阴性的患者，有证据支持将核磁共振成像作为进一步检查的首选，此外还可以选择核素扫描或追踪复查 X 线片检查，而且对此类患者不推荐 CT 作为首选的诊断手段。

（二）精准分型

1. 按骨折的解剖部位分型

老年股骨颈骨折按骨折的解剖部位可分为头下型、经颈型、基底型和转子间型。

2. 按骨折线的方向分型（Pauwels 分型）

老年股骨颈骨折按骨折线的方向可分为 I 型（Pauwels 角＜ 30°）、II 型（Pauwels 角 30°～ 50°）、III 型（Pauwels 角＞ 50°）。多数学者认为 Pauwels 分型更适用于青壮年股骨颈骨折，该分型可以提示造成骨折的应力方向、损伤能量的大小，有助于预测维持复位的难度。

3. 按骨折移位程度分型（Garden 分型）

老年股骨颈骨折按骨折移位的程度可分为 4 型。I 型为不完全型，临床上较少见。II 型为完全骨折，但无移位。III 型为完全骨折，有部分移位。IV 型为完全移位型骨折。目前 Garden 分型的使用最为广泛，但需注意区分各型骨折。

4. 按股骨颈骨折 CT 图像特点分型

老年股骨颈骨折按 CT 图像特点可分为 5 型。I 型为完全骨折无移位。II 型为嵌插骨折，分为 2 个亚型：II A 型为原位嵌插骨折（股骨头旋转＜ 7°），II B 型为旋转嵌插骨折（股骨头旋转≥ 7°）。III 型为横行骨折，分为 3 个亚型：III A 型为股骨头后倾，骨折向前成角；III B 型为骨折断端相嵌；III C 型为骨折端完全分离。Ⅳ型为斜行骨折，分为2个亚型：ⅣA型为骨折，近端向内下方剪切移位；ⅣB型为骨折端相嵌插。Ⅴ型为粉碎性骨折。Ⅰ型、ⅡA型骨折术中均无须复位，可直接采用空心钉固定治疗。Ⅲ型骨折端稳定，复位后可采用内固定治疗。Ⅳ型、Ⅴ型可采用植骨加内固定的方法治疗，对于年龄较大的患者还可行股骨头置换术。

四、股骨颈骨折的精准治疗

老年股骨颈骨折的精准治疗首选手术治疗，因为保守治疗需长期卧床，致残率和死亡率很高，不愈合率高，骨折并发症多，骨折再移位发生率高。精准治疗包括老年股骨颈骨折治疗方式精准选择、术前精准评估、内固定方式和术中操作的精准选择。

（一）治疗方式精准选择

1. 无移位骨折（Garden Ⅰ、Ⅱ型）

多选择空心螺纹钉内固定治疗。对于外展嵌插骨折，空间移位程度大，可采用闭合复位纠正嵌插、外展、后仰内固定或原位固定。

2. 有移位骨折（Garden Ⅲ、Ⅳ型）

多选择髋关节置换术。对于既往有关节疾病、活动度中等偏上，身体状况良好，合并症少，预计寿命长的患者选择全髋关节置换术。对于年龄大（85岁以上），身体状况不好，合并症多，预计寿命不长的患者选择人工股骨头置换术。

3. 骨水泥型假体或非骨水泥型假体的选择

多项系统评估认为骨水泥型假体或非骨水泥型假体间并无明显差异。

（1）骨水泥型假体

①优点：假体压配更确实，可供即刻的稳定性，术后早期大腿疼痛发生率明显小于非骨水泥型，骨床－骨水泥－假体可达到良好的整合，疼痛得到早期释放。②缺点：可能出现术中并发症，可采用髓腔灌洗等新技术避免。③适应证：65岁以上骨质疏松的老年患者或活动能力较低者，半髋置换应用骨水泥型假体（有严重心肺系统并发症者慎重选择）。

（2）非骨水泥型假体

①优点：手术相对简单，创伤小，手术用时短，术中相对出血少，手术

安全性高。②缺点：术后无法获得即时固定，术中周围假体骨折发生率更高，术后更容易发生大腿疼痛。

（3）适应证

患者年龄相对小，骨质疏松较轻，髓腔呈锥形，成骨能力强的患者。患者有脑萎缩、阿尔茨海默病、肢体偏瘫等不适合全髋关节置换术。

4. 股骨髓腔 Dorr 分型

老年股骨颈骨折按股骨髓腔形态可分为 Dorr-A 型、Dorr-B 型、Dorr-C 型。

A 型：内、外侧骨皮质厚，后侧骨皮质坚强，如倒置的香槟瓶样，适用于非骨水泥型假体。

B 型：内、后侧骨皮质丢失。年轻者选择非骨水泥型假体，年龄大者选择骨水泥型假体。

C 型：内、后侧骨皮质完全丢失，髓腔直径增宽，如烟囱样。选择骨水泥型假体。

生物短柄假体用于股骨颈及股骨干骺端固定，而 Dorr 分型在假体类型的选择上有重要参考价值。Dorr C 型股骨髓腔形态呈直立烟囱状，骨皮质变薄且峡部消失。对此类患者进行髋关节置换时，临床上，用于初次置换的常规生物型股骨柄大多难以实现紧密的股骨髓腔填充以及良好的峡部支撑，因此，老年患者通常用远端固定型假体或骨水泥型假体柄进行弥补，而对于 Dorr A 或 Dorr B 型髓腔形态基本正常的患者，则多采用生物短柄假体。

（二）术前精准评估

根据患者年龄、骨折类型、骨密度、日常活动能力和内科并发症术前进行评分，见表 23。

表 23 术前量化评分表

项目		分值（分）
年龄评分	60 ～ 65 岁	0
	66 ～ 70 岁	1
	71 ～ 75 岁	2
	76 ～ 80 岁	3
	80 ～ 85 岁	4
	＞ 86 岁	5

续表

项目		分值（分）
骨折类型	Garden Ⅰ、Ⅱ型	0
	Garden Ⅲ、Ⅳ型	5
骨密度评分（Singh 指数）	骨小梁清晰可见	0
	主张力骨小梁紊乱	1
	主张力骨小梁减少	2
	张力骨小梁中断、破碎	3
	主压力骨小梁减少	4
	仅存部分主压力骨小梁	5
日常生活	户外 · 无合并症，能参加激烈运动，如游泳	0
	户外 · 能完成一般性活动及上下楼的活动	1
	户外 · 能独立完成上下3个楼层的活动	2
	室内 · 有独立照顾自己的能力	3
	室内 · 有独立照顾自己的能力，但有些气喘	4
	室内 · 卧床不起，没有独立照顾自己的能力	5
内科并发症（ASA 评分）	没有全身性疾病，仅有局部的病理改变	1
	有轻度到中度脏器病变，但其功能代偿良好	2
	有严重脏器病变，但其功能尚能代偿	3
	有危及生命的全身性疾病	4
	存活机会小，处于濒临死亡状态	5

根据上述评分结果，按分值选择手术方式：0～11分选择内固定（IF），12～18分选择全髋关节置换术（THR），19～25分选择人工股骨头置换术（HA）。老年股骨颈骨折手术方式选择见图11。

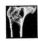

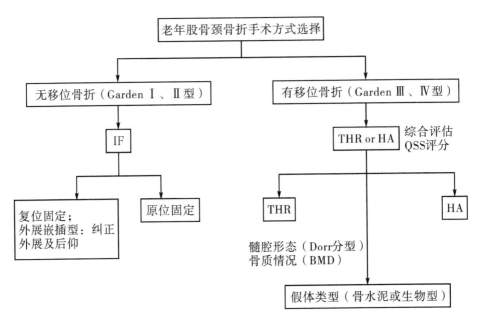

图 11　老年股骨颈骨折手术方式选择示意图

（三）内固定方式的精准治疗

1. 适应证精准选择

无移位骨折（Garden Ⅰ 型、Ⅱ 型）。

2. 精准复位

复位通常用 Leadbetter 法，即患肢屈髋 90°，大腿内旋，沿股骨轴线牵引至外展位，内旋放置于手术台平面。对于外展嵌插骨折，空间移位程度大，应先复位再固定。对于复位非常困难者（一般经 2～3 次复位后位置仍不满意），可采用切开复位或关节置换术，切开复位一般选择 Watson-Jones 或 DAA 切口。

3. 空心钉置钉标准化

空心钉内固定治疗股骨颈骨折是目前国内外广泛应用的术式。通常置钉方式共有 2 点，正"品"字形和倒"品"字形，标准化置钉方式为倒"品"字形。

（1）空心钉位置的重要性

在小转子下缘水平的内侧皮质主要承受压应力，而此处的外侧皮质主要承受张应力，也是张应力最大的部分。股骨颈的下方有股骨距，骨皮质更厚更坚强，股骨颈的上方骨皮质比较薄，股骨颈的横截面也是上大下小。同时，股骨颈中央区域常缺少骨皮质，尤其是老年骨质疏松患者，当螺钉放置在这个位置时不能对抗骨折移位，将空心螺钉放置在股骨颈中央时，螺钉在股骨颈中只有两个受力点，即外侧皮质和股骨头软骨下骨。当螺钉位置在骨质疏松的股骨颈中部时，只在外侧皮质和软骨下骨处形成接触（见图12A）；当轴向受力时，骨折发生移位，直至螺钉杆部抵靠在股骨颈骨皮质上（见图12B）。如果置钉方式呈正"品"字形，此处的外侧皮质更为薄弱，在张应力作用下，该处发生骨折的风险会明显增大。

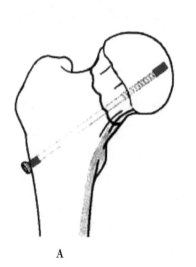 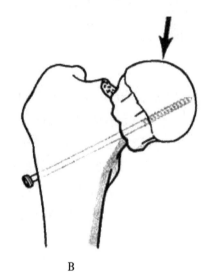

图12 空心钉受力位置

（2）倒"品"字形置钉法

根据位置不同，每一枚空心螺钉都具有它特定的机械作用，在外侧皮质形成三点固定结构，其中第三个固定点应于完整的骨皮质上，而且，螺纹与股骨颈皮质的距离在3 mm以内被认为是获得最好的骨皮质支撑。第1枚螺钉在前后位应置于下方骨皮质，位于侧位X线片的中央，站立位时，此位置的螺钉可对抗股骨头向下移位和内侧塌陷；第2枚螺钉在前后位应置于中心，侧位应沿着后侧骨皮质并与第1枚螺钉平行，患者从座位起身时，此螺钉阻

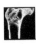

止股骨头向后移位和向前成角；第3枚螺钉在前后位应置于偏上，侧位应贴着前、上侧骨皮质，充当拉力骨小梁的作用来对抗股骨颈的后倾。见图13。

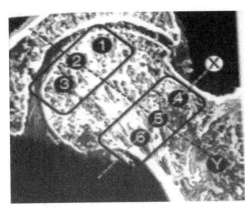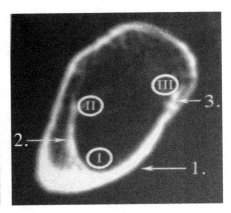

图13 空心螺钉置钉位置示意图

（3）结合3D打印技术置钉

术前分别打印出复位前、后的股骨颈骨折模型和导航模板，按照术前在计算机上虚拟复位的手术操作方案复位骨折块，把导航模板卡在股骨大粗隆外侧，确认完全贴合后经导航模板套筒按倒"品"字形置入克氏针，达到术前设计的深度，观察克氏针有无穿破骨皮质，确认没有穿破骨皮质后依次扩孔、置入空心螺钉，检查空心螺钉固定股骨颈骨折模型的稳固性，验证手术导航模板是否达到设计要求。术中按模拟手术方法，把导航模板卡在股骨大粗隆外侧，C臂透视确认导航模板与骨面完全贴合后按术前设计深度扩孔、置入空心螺钉。

（4）股骨颈骨折的新型角稳定器械

Targon股骨颈内固定系统具有角稳定的内固定装置，可将滑动髋螺钉的动态加压和空心螺钉的抗旋转结合在一起。该系统包含1块短的6孔钢板，可以置入4枚股骨近端动态锁定螺钉和2枚远端标准锁定螺钉。该机械能控制使骨折沿股骨颈轴线滑移，同时角稳定的结构可以对抗外翻移位。见图14。

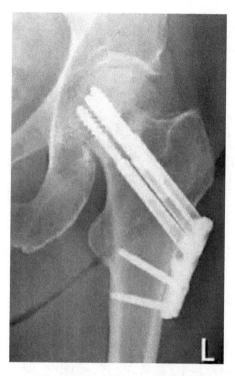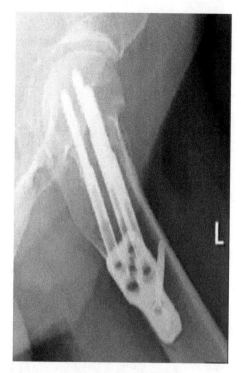

图 14　Targon 股骨颈内固定的前后位（左）和侧位（右）X 线片

4. 影像学精准评估

（1）Haidukewych X 线评价标准

Haidukewych X 线评价是通过骨折复位后的正侧位 X 线片，根据复位后的骨折残留成角、移位程度，把骨折复位结果分为 4 个等级："优"为骨折复位后残留成角小于 5°，骨折移位小于 2 mm；"良"为骨折复位后残留成角为 5°～ 10°，骨折移位 2 ～ 5 mm；"可"为骨折复位后残留成角为 10°～ 20°，骨折移位 5 ～ 10 mm；"差"为骨折复位后残留成角大于 20°，骨折移位大于 10 mm。"优"和"良"等级认为复位满意，"可"和"差"等级则表明骨折复位不满意，股骨头缺血坏死率可能增加。见表 24。

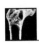

表 24   Haidukewych X 线评价表

分级	残留成角（任何平面）	移位程度（mm）
优	＜ 5°	＜ 2
良	5°～10°	2～5
可	10°～20°	5～10
差	＞ 20°	＞ 10

（2）Garden 指数评价标准

Garden 指数评价是根据正侧位 X 线片，将复位结果分为 4 级：Ⅰ级复位，正位呈 160°，侧位呈 180°；Ⅱ级复位，正位呈 155°，侧位呈 180°；Ⅲ级复位，正位＜150°或侧位＞180°；Ⅳ级复位，正位 150°，侧位＞180°。正常正位片上股骨干内缘与股骨头内侧压力骨小梁呈 160°交角，侧位片上股骨头轴线与股骨颈轴线呈一条直线（180°）。

Garden 指数正位片上小于 155°或侧位片上大于 180°则提示复位不满意，股骨头缺血坏死率可能增加；如果复位后 Garden 指数在 155°～180°之间，即可认为是复位满意。见表 25。

表 25   Garden 指数评价表

复位质量		Garden 指数	
		正位片	侧位片
解剖复位		160°	180°
可接受的复位		155°～180°	＜ 10° 的前倾或后倾
复位不良	1	＜ 155°	＞ 180°
	2	＜ 150° 或＞ 185°	＞ 10° 的前倾或后倾

（3）Lowell "S" 线形评价方式

Lowell "S" 线形评价方式是通过正侧位 X 线片上的双 "S" 线的连续性，判断骨折的复位情况和复位效果。骨折解剖复位时，在正位 X 线片上，股骨头颈上下缘表现为 2 个对应的光滑连续的双 "S" 线；在侧位 X 线片上，股骨头颈左右两侧表现为 2 个平行的光滑连续的双 "S" 线；骨折复位不良时，侧双 "S" 线连续性中断和 "S" 线变形。

（四）关节置换的精准治疗

1. 置换假体精准选择

（1）髋臼假体的选择

①分类：髋臼假体的形状为半球形，分为生物型假体和骨水泥型假体。生物固定的髋臼由髋臼杯和内衬组成；骨水泥固定的髋臼没有髋臼杯，只有聚乙烯制成的内衬。一般认为髋臼的生物固定优于骨水泥固定。

②生物固定髋臼杯的分型：按假体的表面处理可大致分为表面巨孔、表面微孔、表面涂层和双涂层 4 大类。表面巨孔型即珍珠面处理的宏观交锁假体已基本被淘汰，表面微孔和双涂层效果较好。

（2）股骨柄假体的选择

①骨水泥型股骨柄假体：一般由钴铬钼合金制成，形状多为锥形，表面有粗糙和光滑 2 种，由于假体骨水泥界面的微动会导致骨水泥磨损，目前多选择光滑柄。

②生物型股骨柄假体：生物型股骨柄假体形状有锥形、矩形、柱形、解剖形、组合型等。锥形柄和解剖形柄的固定理念是最大限度地填充骨髓腔，它们多在近段采用骨结合良好的涂层，如表面微孔或双涂层，中段采用粗糙面，远段采用光滑面，目的是使近段与骨达到最大结合以承担更多的压力。中段松散结合，远段没有与骨的结合能力，只起到维持假体位置的作用，这种分段式的表面处理是为了避免应力遮挡效应。矩形柄的固定理念是利用矩形的 4 个角与骨紧密接触，四边留有空隙以保留骨的部分血供，四角的固定可以有效地对抗假体受到的旋转应力，而旋转应力被认为是影响假体稳定的主要因素。柱形股骨柄假体一般全长都有涂层，更强调远端固定。组合型假体则让一部分部件承担重力，另一部分对抗旋转应力，其更强调的是可调前倾角。

（3）假体固定方式

股骨柄假体固定方式可分为近端固定和远端固定 2 种。近端固定假体的良好涂层位于近段约 1/3 的位置，近端固定假体的中远段一般呈圆形或矩形，且都有向远端越来越细的锥度，这种锥度使假体向远端与骨的接触面积越小，使应力集中在近端，避免应力遮挡。远端固定假体的良好涂层几乎遍布假体的全长，它的中远段表面涂层与近段涂层相同，只有最远端的 2 cm 左右没有涂层，目的是减少大腿疼痛的发生率。远端固定假体的形状多为柱形或解剖形（弯柱形），圆柱状的目的是使假体中远段能够更多地与股骨骨面接触，相同的涂层使中远段具备与近段相同的骨结合能力以便获得良好的远期固定效果。

2. 精准 X 线评估内容

（1）髋臼外展角、前倾角

①髋臼外展角：髋臼杯开口平面与水平面间的夹角，或坐骨结节连线与人工髋臼缘切线的夹角，髋臼外展角正常为 30°～50°。见图 15。

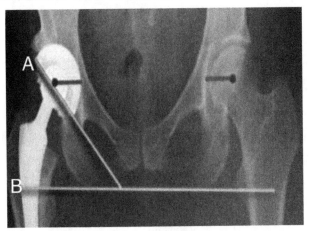

图 15　髋臼外展角

②髋臼前倾角：指髋臼假体开口切线与垂直水平面的夹角。

前倾角平片的测量方法最常用的是 Liaw 法：髋臼弧顶至远侧椭圆弧的长度记为 TL，椭圆两弧最大距离记为 S，髋臼前倾角等于 S/TL 的反正弦函数，前倾角＝48.5×（S/TL）−0.3。根据 S/TL、外展角计算前倾角。见图 16。

Woo and Morrey 测量法是在侧位片上测量髋臼假体开口切线与垂直水平面的夹角，正常为 22°；另外，在侧位片上测量坐骨结节与水平面所成的角度，正常为 26°，可以判断髋臼前倾还是后倾，见图 17。

此外，前倾角的测量方法还有估计法和软件法（Trauma CAD、Poly Ware 法）。

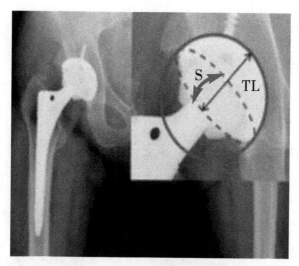

图 16 Liaw 法测量髋臼前倾角

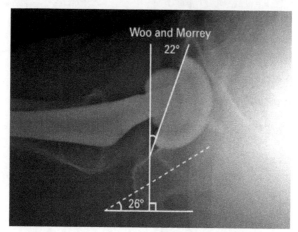

图 17 Woo and Morrey 测量法测量髋臼前倾角

（2）髋臼外展角和前倾角的意义

髋臼外展角反映髋臼对股骨头的覆盖程度，保证髋关节的活动度和稳定性，减少撞击和磨损；前倾角是髋臼稳定的基础，不良的位置预示着脱位和不稳定的可能性。

（3）髋臼假体的理想位置

1978 年 Lewinnerk 提出了安全区域的概念，他认为髋臼外展角在 40°±10°、前倾角在 15°±10° 的范围内，脱位率最低。见图 18、图 19。

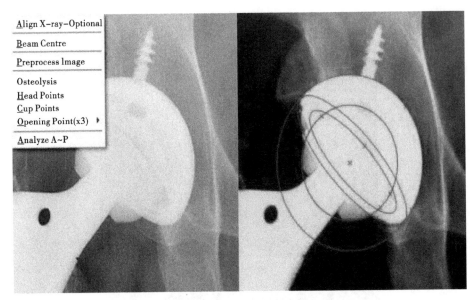

图 18　髋臼外假体前倾角

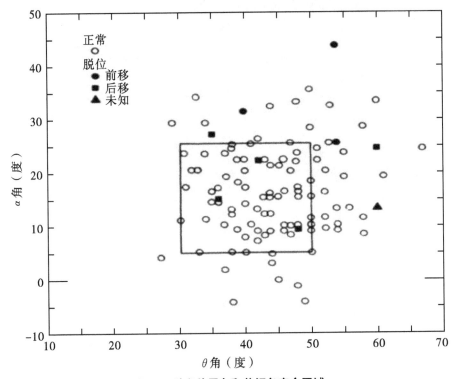

图 19　髋臼外展角和前倾角安全区域

（4）术中假体角度合适的标准判断

屈髋45°时，股骨头试模的边缘与内衬试模的边缘或髋臼杯试模（无内衬试模时）的边缘平行，即股骨头试模的前部和后部外露面积相等。如果屈髋小于45°（例如屈髋20°），股骨头试模的边缘与内衬试模的边缘平行；而屈髋45°时股骨头试模的前部外露少、后部外露多，说明髋臼杯试模的前倾小，需要增加髋臼杯试模的前倾。如果屈髋大于45°（例如屈髋70°），股骨头试模的边缘与内衬试模的边缘平行，而屈髋45°时股骨头试模的前部外露多、后部外露少，说明髋臼杯试模的前倾大，需要减小髋臼杯试模的前倾。

3. 股骨头的旋转中心位置

将股骨头画一个圆形，确定其圆心，该圆心即为股骨头的旋转中心。股骨头的旋转中心应在双侧大转子的连线上。髋关节旋转中心的位置是影响术后假体、骨质、骨水泥以及周围软组织内应力分布的最主要因素。股骨头的旋转中心不当将直接导致术后跛行、假体松动、磨损等并发症。

4. 髋臼的高度

将骨盆高度分四等分，髋臼应处于由上到下的第3份。

5. 髋臼假体的内移或上移

（1）髋臼假体内移或上移的判断方法

① Hubard 法指在 X 线片上两侧闭孔上缘连线与髋臼外上角垂直的交角为 A 点，A 向上 1/4 骨盆高度处为 B 点，在闭孔连线上做 C 点，使 $AB = AC$，以 A 为中心，AB 为半径做圆弧 BC。正常时，髋臼应在此等腰扇形内，超出此扇形为髋臼内移或上移。（见图20）

② Kohler 线指坐骨内缘和髂骨内缘的双切线。Kohler 线代表髋臼的内侧界，一般用于髋关节置换中假体深度的评价，髋臼陷入症或髋关节置换骨质磨锉过深时髋臼突至此线内侧。

（2）髋臼假体的内移或上移的影响

①术中过多地磨削髋臼软骨下骨质，可导致髋臼假体的上移或内移，从而导致髋关节运动中心向内上方偏移。

②髋臼假体的上移引起股骨颈有效长度的缩短，从而使髋关节周围软组织松弛，张力降低，关节容易脱位。同时，还会增加股骨柄与髋臼假体撞击的概率，增加脱位的风险。

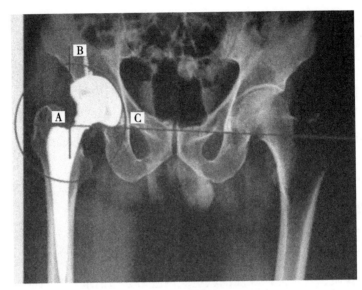

图 20　Hubard 法判断髋臼内移或上移

③髋臼假体内移，一方面可增加臼杯与骨的接触和臼杯对股骨头的覆盖，利于假体和关节稳定；另一方面可缩短重力力臂，间接增加外展肌力臂，减少外展肌肌力，使髋关节总负荷减少，从而降低磨损速度和松动概率。

④加深髋臼可以减少负重力臂，但增加偏心距（Offset）、单纯的髋臼内移，可导致髋关节外展肌松弛、无力，应适当增加股骨偏心距以维持外展肌的张力。

⑤髋臼内上方偏移会引起臀中肌无力，影响髋关节的外展功能。过多地磨削软骨下骨质会使松质骨内骨小梁的峰应力值增高，不利于髋臼假体的固定和稳定。髋臼过深会减少关节活动度，增加髋关节活动时假体间的撞击。

⑥髋臼外移时会增加重力力臂，间接增加外展肌力臂，不利于外展肌发挥功能，并起到相反作用。

6. 股骨假体测量

（1）股骨偏心距

①偏心距是指股骨头旋转中心至股骨干纵轴线的垂直距离。合适的偏心距可维持髋周软组织的张力，利于保护髋关节的稳定；对肢体长短变化影响不明显，术后可获得满意的步态，偏心距减小则不利于体位的出现。重建或适当增加偏心距，可使髋关节活动最大的外展功能，减少髋关节所受的合力，

降低磨损和松动的概率。见图 21。

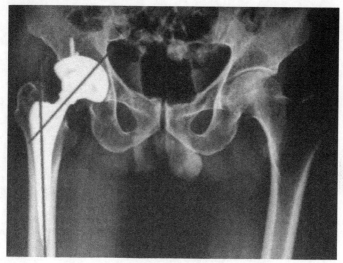

图 21 偏心距

②偏心距增大使股骨外移，可减少其与骨盆的撞击，改善周围软组织的张力，使髋关节更加稳定。偏心距增大也会增加股骨假体的弯曲力矩，对假体材料抗疲劳性能要求提高，也会增加股骨近端内侧的压力，尤其是骨水泥型假体内侧骨水泥的压力。

③偏心距减小的同时也就减少了外展肌力臂，需要外展肌充分收缩以弥补力臂上的不足，从而使髋关节所受合力及维持正常步态的做功增加，也增加了磨损和松动的概率。同时，偏心距减少使股骨靠近骨盆，导致髋关节活动范围的减少及周围软组织的松弛，导致髋关节不稳定，易发生脱位。

（2）股骨颈干角

①颈干角是股骨颈或假体头颈纵轴线与股骨干纵轴线相交所成的角度。（见图 22）

②股骨柄内外侧翻的测量：股骨柄的纵轴线与股骨干髓腔的纵轴线重合或交角≤3°，为中立位；＞3°为内翻或外翻。假体柄端位于股骨轴线内侧为外翻，位于股骨外侧为内翻。

③假体置入时的位置可影响颈干角，从而影响偏心距。假体柄于中立位置入时，颈干角等于假体的颈柄角；假体柄置入时存在内翻时则颈干角减小，外翻时则增大，故应尽量将假体柄置于中立位，避免内外翻。

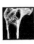

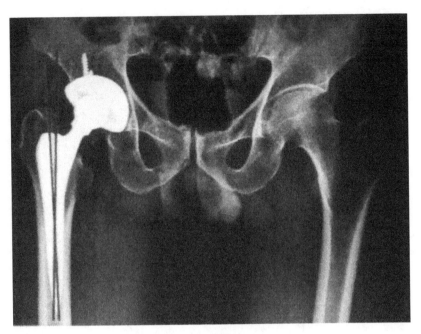

图 22 股骨颈干角

④THR 术后偏心距的大小取决于股骨假体柄的长度和颈干角的大小。假体颈的长度一定，颈干角内翻时，偏心距增大；颈干角外翻时，偏心距减小。颈干角较小的假体，可使偏心距增大，但同时也增加了股骨颈部的剪切力，易引起假体颈部断裂。由于生理性颈干角差异较大，因此临床很难获得与每个患者生理颈干角相一致的股骨假体。

（3）股骨假体前倾角

①膝的中心（即在股骨髁的横切面上股骨干骺端的中心点）与股骨颈基底部的中心（即在股骨颈基底部的横切面上股骨干的中心点）之间的连线为股骨长轴。髁轴平行于两股骨髁间连线。股骨长轴与髁轴构成的平面为髁平面，以其为基准，股骨柄假体前倾平面与髁平面所成夹角为前倾角（见图23）。

②股骨假体前倾角的正常范围为 24°±10°。

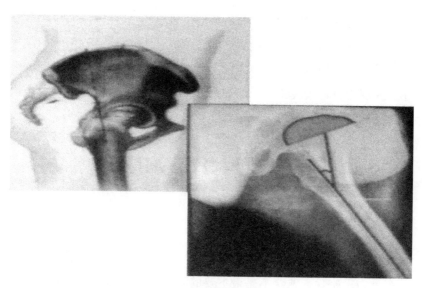

图 23　股骨假体前倾角

（4）联合前倾角

①联合前倾角是指髋臼假体前倾角加上股骨柄假体前倾角，THR 中髋臼前倾角不是一个恒定的数值。

②联合前倾角和股骨侧的优先概念：指由于股骨假体的前倾角不恒定且难以调整，而髋臼杯假体的角度可以很容易地调整，因此临床提出股骨优先原则。

③临床医师广泛接受的联合前倾角的安全区范围为 25°～50° 或 37°±12°，女性略大，男性略小。

④临床一般用 Coplanar 试验测量联合前倾角，即髋关节复位后，伸髋 0°，屈膝 90°，大腿与地面平行，从头侧观察，内旋大腿使股骨假体颈与髋臼杯假体平面垂直（股骨头假体边缘与内衬边缘平行，股骨头假体前部和后部外露面积相等），此时小腿与水平面所成的角度（髋关节内旋的角度）即为联合前倾角。

7. 髋关节置换假体的理想位置

①髋臼外展角在 40°～50° 之间。

②前倾角在 10°～20° 之间。

③联合前倾角在 25°～50° 之间。

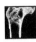

④尽可能将髋臼假体放置于髋臼解剖位置上。

⑤术中应重建或适当增大股骨的偏心距。

⑥尽量将股骨柄假体置于中立位。

⑦恢复双侧股骨头旋转中心的一致性。

第三节　股骨转子间骨折

一、股骨转子间骨折的特点

股骨转子间骨折位于关节外，周围有大量肌肉附着，有充沛的血液供应，加上其本身为松质骨，愈合不是最主要的问题。但因为其骨质疏松，维持稳定是手术需要解决的重要问题。老年人骨质疏松和转子间特有的解剖结构容易造成内固定松动和骨折的再移位。

（一）高龄患者多

据统计，股骨近端骨折的发病率为 1.2%～2%，年龄大于 65 岁的患者占 78.9%，其中股骨粗隆间骨折占 46.2%。

（二）围手术期合并症多

老年髋部骨折患者并存内科疾病者占 75.2%～82%，同时并存 2 种以上内科疾病者占 37.6%～38%，心血管疾病者占 72%～86.6%。

（三）骨质疏松严重

老年人尤其是老年女性普遍存在骨质疏松，从某种意义上来说，股骨粗隆间骨折实际上是一种病理性骨折，骨质疏松使内固定把持力下降、股骨头颈切割，术后并发症明显高于非骨质疏松患者。

（四）力学及解剖结构复杂

股骨上端解剖结构特殊，有 130°～135° 颈干角，10°～15° 前倾角，力的轴线与股骨的轴线不重合，因此形成了股骨上端的股骨距结构以承担应力。

（五）血液供应丰富，很少发生骨折不愈合

股骨近端的血供主要由股动脉发出的旋股内侧动脉和股深动脉发出的旋股外侧动脉的多条分支提供。文献报道仅有极少数发生骨折延迟愈合，很少发生骨折不愈合。

（六）骨折稳定性差

股骨粗隆间骨折的不稳定倾向较大。不稳定骨折易造成内固定失败，导致髋内翻、头颈后倾和下肢短缩等并发症。

（七）术后并发症发生率高

文献报道股骨粗隆间骨折术后并发症发生率为10%～30%，并发症主要发生在不稳定性骨折，各种内固定方式均有，但以DHS内固定居多。

二、股骨转子间骨折的创伤机制

（一）直接暴力损伤

1. 解剖学基础

股骨大转子位于臀部后外侧皮下，缺乏相应的软组织保护，呈长方形，其后上方无任何结构附着，位于股骨颈的后上部。位置表浅可以触及，是非常明显的骨性标志，因此容易受直接暴力而引起大转子骨折。

2. 生物动力学机制

当向侧后方跌倒时，常常是髋部最先着地，与此同时大腿内收，使得股骨大转子较平时更加突出，且大转子区域缺乏相应的肌肉软组织保护，股骨大转子直接触地受力，造成股骨大转子骨折。

（二）间接暴力损伤

1. 解剖学基础

股骨颈及股骨转子间的支架系统由2种不同的骨小梁系统构成，一种为压力骨小梁系统，起自股骨头，扇形分开止于股骨颈内侧；另一种为张力骨小梁系统，起于股骨头凹，止于大转子远端。2个骨小梁系统在股骨颈中心区所形成的骨小梁结构相对缺乏的脆弱区域即为Ward三角，随着年龄的增长，该区域会逐渐扩大，并且填充脂肪组织，使该区域更加脆弱。

2. 生物动力学机制

患者在跌倒过程中，转子间区承受了较大的扭转暴力，而老年人骨强度不足且髋周肌群退变，不能恰当地吸收有害应力，当应力集中区位于转子间区时，则容易导致转子间骨折。

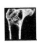
三、股骨转子间骨折的分型

（一）Evans 分型

Evans 分型有 2 种，Ⅰ型为顺转子间骨折（Ⅰ型又分为ⅠA、ⅠB、ⅠC、ⅠD 4 个亚型），Ⅱ型为逆转子间骨折。

ⅠA 型：2 部分骨折，骨折无移位，无小粗隆骨折，骨折稳定。见图 24。

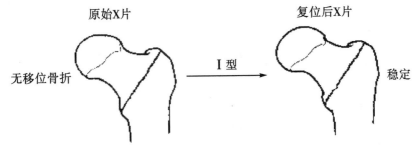

原始X片　　　　　　　　　　　　　　　　复位后X片

无移位骨折　　　　　Ⅰ型　→　　　　　稳定

图 24　ⅠA 型骨折

ⅠB 型：2 部分骨折，骨折移位，小粗隆骨折，内侧骨皮质可复位对合，骨折稳定。见图 25。

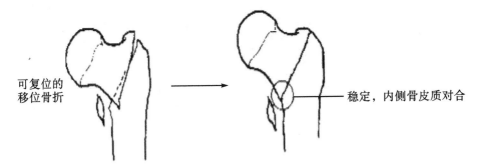

可复位的
移位骨折　　　　　→　　　　　稳定，内侧骨皮质对合

图 25　ⅠB 型骨折

ⅠC 型：3 部分骨折，骨折有移位，小粗隆骨折，后外侧骨皮质缺损，骨折不稳定。见图 26。

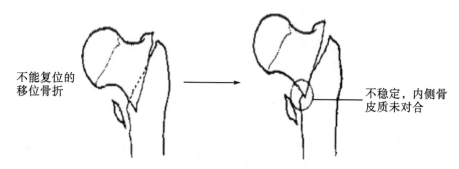

图 26 ⅠC 型骨折

ⅠD 型：粉碎性骨折，包括大小粗隆部至少 4 部分骨折块，骨折不稳定。见图 27。

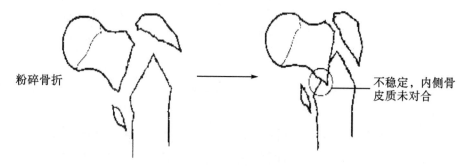

图 27 ⅠD 型骨折

Ⅱ型：反斜行粗隆间骨折，骨折线逆转子间线，由于内收肌牵拉，股骨干向内侧移位，骨折不稳定。见图 28。

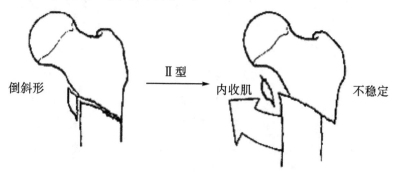

28 Ⅱ型骨折

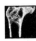

（二）AO 分型

A1 型：顺粗隆简单骨折。骨折分成两部分，大粗隆外侧皮质完整。A1.1 骨折端间无嵌插；A1.2 骨折端间有嵌插；A1.3 骨折线至小粗隆下。见图 29。

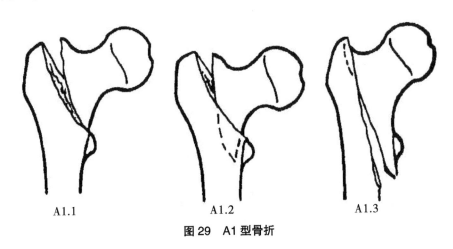

A1.1　　　　　　　A1.2　　　　　　　A1.3

图 29　A1 型骨折

A2 型：股骨粗隆部粉碎骨折。大粗隆外侧骨皮质完整，内侧有粉碎骨块。A2.1 有一个中间骨块；A2.2 有两个中间骨块；A2.3 有两个以上中间骨块。见图 30。

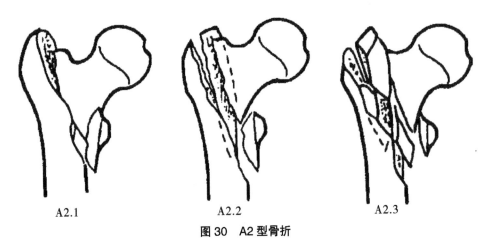

A2.1　　　　　　　A2.2　　　　　　　A2.3

图 30　A2 型骨折

A3 型：骨折线经过内、外两侧骨皮质。A3.1 简单骨折，由外下斜向内上；A3.2 简单骨折，横行；A3.3 粉碎骨折。见图 31。

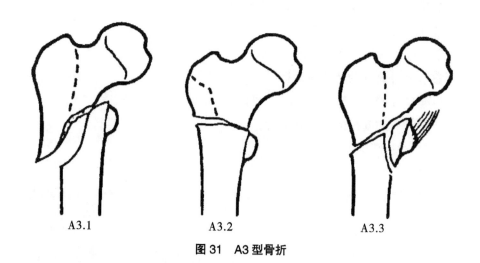

A3.1　　　　A3.2　　　　A3.3

图 31　A3 型骨折

（三）Jensen 分型

Ⅰ型为顺转子间 2 部分骨折，伴有或不伴有骨折移位，复位后骨折稳定。Ⅱ型为顺转子间 3 部分骨折，包含 Evans Ⅲ型及 Evans Ⅳ型骨折，即 3 部分骨折伴大粗隆片段移位，复位后外侧骨皮质不能对合，或 3 部分骨折伴小粗隆片段移位，复位后外侧骨皮质不能对合。改良型骨折复位困难，复位后稳定性差，为不稳定型骨折。Ⅲ型为包括大小粗隆在内的 4 部分骨折，为粉碎性骨折，为不稳定型骨折。

（四）其他分类

原北京军区总医院将转子间骨折分为顺粗隆和逆粗隆两大类。一类为顺转子间骨折，可分为 4 型。Ⅰ型：顺转子间骨折，无骨折移位，为稳定性骨折。Ⅱ型：骨折线累及小转子上缘，伴有或不伴有小转子处的骨皮质缺损。ⅢA 型：小转子骨折伴有游离的骨折片，转子间骨折移位，内翻畸形；ⅢB 型：骨折线累及大转子，成为单独骨折块。Ⅳ型：除转子间骨折外，大小转子均受累，并伴有多个游离的骨折块。另一类为逆转子间骨折，骨折线反转子间线。此外，骨折线经过大小粗隆的下方，成为横形、斜形或锯齿形，骨折也可能轻度粉碎，为粗隆下骨折。该分型结合了 Evans 分型以及 Jensen 分型

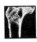

的优点，根据骨折线的位置、骨折块的数量及骨折的稳定性对转子间骨折进行定义，对临床具有一定的指导意义。

（五）复杂性的股骨粗隆间骨折标准

①难复位的转子间骨折。

②发生复位丢失的转子间骨折。

③涉及外侧壁的转子间骨折。

④近端粉碎累及转子下的转子间骨折。

⑤伴有骨质疏松的转子间骨折。

（六）股骨粗隆外侧壁

1. 概念

股骨粗隆外侧壁亦称大转子外侧壁、股骨外侧壁或股骨外侧皮质。在解剖上是指股骨外侧肌嵴与小转子中点之间以远的股骨近端外侧皮质，长约 3 cm。见图32。

2. 分类

（1）外侧壁稳定型

相当于 AO/OT A-31A1 型 3 个亚组（2 部分骨折）和 A2.1 型亚组（伴无移位的小转子骨折），大转子结构完整，属于简单稳定的顺向斜形转子间骨折。

（2）外侧壁危险型

相当于 AO/OT A-31A2.2 型和

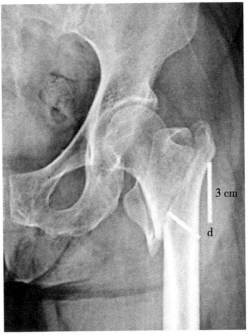

图32 外侧壁解剖示意图

A2.3 型的两个亚组，属于累及小转子和部分大转子的顺向斜形不稳定骨折，因为大转子上部结构已有部分破裂，再加上外侧的骨皮质脆弱，壁薄疏松，手术操作中容易发生外侧壁骨折（医源性骨折）。这种情况在术前大转子骨折线穿出部位较低者（靠近股外侧肌嵴）中更易发生。

（3）原发外侧壁骨折

原发外侧壁骨折在 AO/OTA 分类中已经存在，其特征是大转子骨折线从股外侧肌嵴以远穿出，即 31A3 型。

3. 医源性外侧壁骨折的原因

①特殊的股骨转子间骨折，骨折线在大转子外侧部位穿出过低，近侧的骨皮质太少，在钻孔时容易发生骨折。

②医生在钻入导针时，角度不正确，之后顺导针所钻的拉力螺钉孔道与侧壁套筒不吻合，因杠杆原理而将外侧壁撬破。

③钉板套筒太长，深入骨折端与骨折嵌塞所致。

④插入钉板套筒时，嵌入软组织使外侧壁破裂。

⑤在股骨粗隆粉碎骨折复位不佳的情况下，将拉力螺钉打入股骨头颈部试图获得最佳 TAD，但不顾拉力螺钉在外侧壁的入口位置，该情况所打入的拉力螺钉位置多偏上或偏前，这种偏心性开口钻孔容易发生外侧壁的破裂。

4. 进针点粉碎时置入髓内钉的处理技巧

进针点附近劈裂或粉碎骨折，即使复位满意，导针置入也顺利，但在扩髓时也很可能导致骨折间隙开大，不能对骨折部分进行有效扩孔。此时，可加大牵引，维持在过牵状态下进行扩髓，骨折端受纵向牵引力的影响，侧向张开移位的幅度会明显减少。注意扩髓钻紧靠位于内侧的近折端骨块打开缺口。

5. 置入髓内钉时防止髋内翻

主钉置入以后，向股骨颈置入导针时，为了减少髋内翻风险，应将颈干角控制在 130° 以上。为了达到这一目的，置入导针时，一方面可以适当过牵，另一方面可以适当外展。

四、股骨粗隆间骨折的精准治疗

（一）选择治疗方案时的注意事项

①内固定物无法牢固把持骨质，无论是 DHS 还是 PFN 的双钉，以及 PFNA 的螺旋刀片，均不能有效控制头颈折端的旋转。

②骨皮质强度不够，会影响螺钉的把持力及内侧结构的强度。

③破裂的外侧壁结构无法修复，即使大转子用钢丝或绑带捆扎后也无法

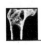

提供股骨转子部后外侧的支撑能力，小转子骨折块不易复位及固定，即使恢复对位固定，由于强度不够，骨折的稳定仍主要依赖于内固定。

④因局部松质骨质量低下，承托力明显减弱，即使不负重，髋关节周围肌肉收缩及下肢重力都可以导致螺钉或螺旋刀片尖部应力集中，发生骨质切割，导致髋内翻畸形或螺钉进入关节腔。因此，对于低危风险组的股骨粗隆间骨折患者可以首选内固定治疗；而对中危风险组和高危风险组患者应谨慎选择内固定治疗；对高龄、高危风险组患者必要时行人工关节置换术。

（二）非手术治疗

1. 适应证

①内科疾病重不能耐受手术的患者。

②活动期的有传染病者，患老年痴呆者，意识不清、不能配合、依从性差者。

③预期生存时间低于 6 周的晚期疾病患者。

④伤前丧失活动能力者。

⑤ MRI 诊断为不完全的转子间骨折者。

2. 治疗方式

①伤前丧失活动能力者：控制疼痛，早期坐起或坐轮椅活动。

②伤前能够行走者：维持牵引 8 ～ 12 周。

3. 注意事项

①重视在院期间的牵引复位，对于骨折移位比较大的患者，早期牵引复位调整对位对于后期骨折愈合非常重要。

②卧床期间要注意预防褥疮、坠积性肺炎、深静脉血栓的发生。

③牵引期间在床边多活动膝关节，防止患者由于伸直时间过长造成膝关节的僵直。

④重视非手术治疗期间合并内科疾病的治疗。

（三）手术治疗

目前老年股骨粗隆间骨折手术治疗主要包括两方面：PFNA 内固定（首先考虑的方案）和髋关节置换。手术治疗能够明显降低患者并发症和病死率，对于能够耐受手术者，应该积极进行手术治疗。手术治疗和患者的早期活动被认为是标准的治疗方法。

1. PFNA 内固定适应证

PFNA 内固定适用于各种类型的股骨粗隆间骨折，以及骨质疏松十分严重、破裂的外侧壁结构无法修复、局部松质骨质量低下的情况。

2. PFNA 固定评估标准

（1）术前测量

正常情况下大转子尖端跟股骨头中心位于同一水平（见图 33）。股骨颈的长轴与股骨干纵轴之间形成的颈干角，正常值在 110°～ 140° 之间，男性平均为 132°，女性平均为 127°。颈干角大于正常值为髋外翻，小于正常值为髋内翻。见图 34。

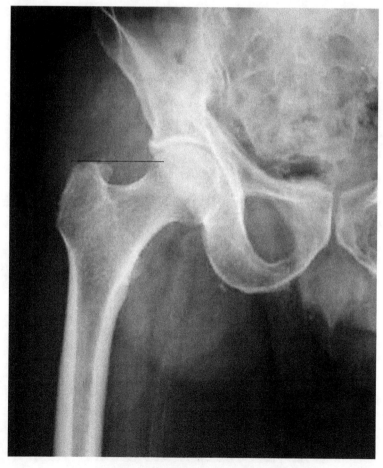

图 33　大转子与股骨头中心同一水平

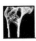

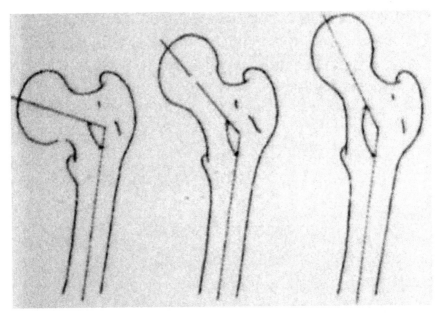

图 34　颈干角示意图

（2）术中判断

①根据骨小梁判断是否能旋转。

②转子下骨折，通常下肢需要轻度外旋 5°～ 15°。

③正位没有内翻畸形，内侧皮质连续；侧位前倾 15°，前侧皮质连续。

见图 35。

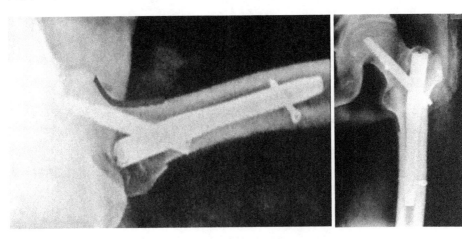

图 35　股骨颈前、内侧皮质连续性判断

（3）术中用对侧 X 线片比对

由于小转子的移位和缺失，不容易找到解剖标记，因此术前需准备内盆平片。

（4）掌握二次稳定技术

①初次稳定：手术治疗后通过复位、固定获得稳定。

②二次稳定：不稳定骨折经过手术后，骨折近端向外侧滑动后获得稳定。

（5）掌握外侧壁解剖

包括完整型、危险型、骨折型。见图 36。

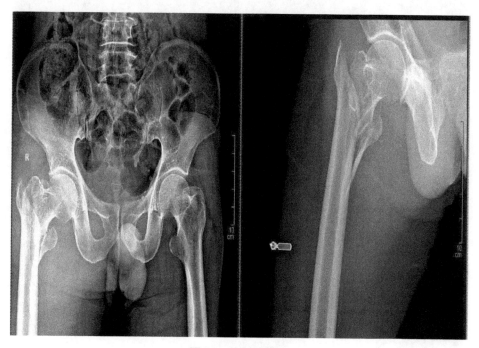

图 36 外侧壁骨折

（6）PFNA 手术评估参数

PFNA 手术应评估尖顶距（TAD）、参考距 – 尖顶距（CalTAD）、颈干角及正位片上螺钉位置。

①尖顶距：尖顶距的概念于 1995 年由耶鲁大学 Baumgaertner 等人首先提出，尖顶距为正位尖顶距（TAD_{AP}）与侧位尖顶距（TAD_{Lat}）相加之和（见

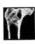
图37）。其中，正位尖顶距（TAD_{AP}）为正位片上螺钉顶点至股骨头中心顶点的距离，考虑到参照内置物直径测算放大率因素，正位尖顶距测量为：$TAD_{AP} = X_{AP} \times D_{True}/D_{AP}$（$D_{True}$为实际拉力螺钉的直径，$D_{AP}$为片上拉力螺钉的直径）；侧位尖顶距为侧位片上螺钉顶点至股骨头中心顶点的距离，$TAD_{Lat} = X_{Lat} \times D_{True}/D_{Lat}$。$TAD < 25\ mm$时比较安全；$TAD < 20\ mm$时失败率接近零；$TAD > 25\ mm$，失败风险迅速增加。

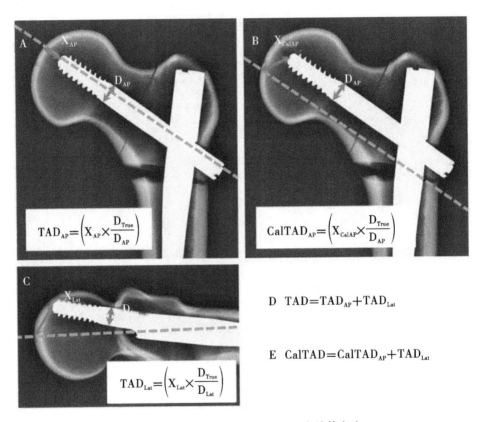

图37　参考矩 – 尖顶距（CalTAD）计算方法

②参考距 – 尖顶距：现普遍认为头颈螺钉应中心性放置，但是在正位片上的螺钉位置究竟是应中心性放置还是偏上或偏下放置还存在一定的争议。参考距 – 尖顶距的应用则比较适用于预测偏下放置的螺钉的切出风险。

参考距－尖顶距的计算公式为：$CalTAD = CalTAD_{AP} + TAD_{Lat}$，CalTAD 在测量侧位 X 线片上螺钉关节面距离时与 TAD 方法相同，但是在测量正位 X 线时存在不同。测量 TAD 是测量螺钉顶点至股骨颈轴线关节面交界点的距离，而测量 CalTAD 则是测量螺钉顶点至股骨颈内侧皮质延长线与关节面的交界点的距离。CalTAD ＜ 15 mm 时比较安全；CalTAD ＞ 15 mm 时，失败风险迅速增加。见图 38。

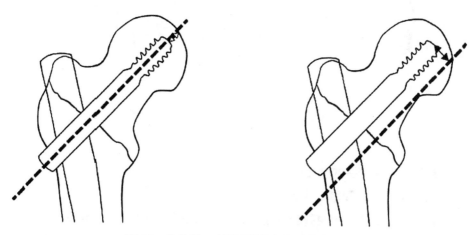

图 38　参考距－尖顶距的解剖和计算示意图

③颈干角：正位片上 120°～ 135°之间。

研究发现，尖顶距、参考距－尖顶距、颈干角以及正位片上螺钉位置是预测螺钉切出的主要因素。尖顶距、参考距－尖顶距、颈干角差异增大会增加螺钉切出的风险，正位片上螺钉位置越靠上则螺钉切出发生率越高，而参考距－尖顶距是预测螺钉切出的唯一重要因素，偏下放置头颈螺钉可以降低螺钉切出的发生，见图 39。

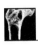

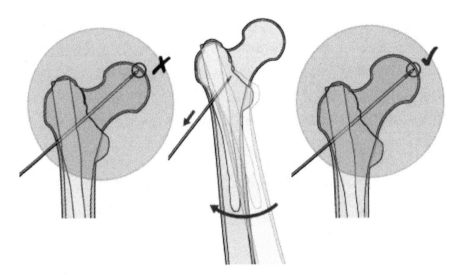

图 39　尖顶距、参考距－尖顶距、颈干角预测螺钉切出图

3. PFNA 固定手术操作要点

（1）确定体位和牵引床方向

患者呈平卧位，上身托板固定，注意骨盆位置、剪刀腿或半截石位，上身内偏 10°～15°，下身内偏 10°～15°，大多数转子间骨折可以通过牵引内旋直接复位。见图 40、图 41。

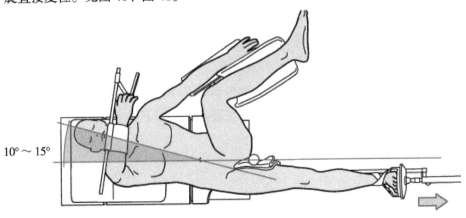

10°～15°

图 40　手术体位

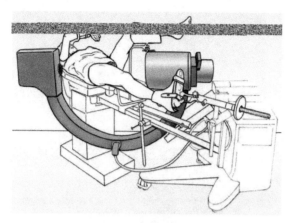

图41 牵引床方向

（2）确定切口标记

器械投影就是最后的切口，做好切口标记可减少损伤的范围，增加插钉的准确度。

（3）确定髓腔开口位置

开口位置位于正位大转子尖端，侧位位于前上1/3，股骨近端骨质主要为松质骨，一旦确定位置很难调整或调整会造成近端固定失效，因此主张先复位，再开口和放置内置物，建议使用蜂窝导向器调整正侧位开口位置。见图42、图43。

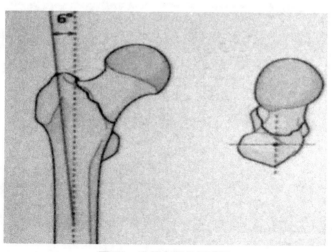

图42 进针点定位示意图

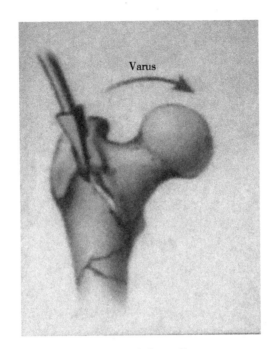

图 43　髓腔开口位

（4）规范扩髓

在较硬的松质骨内做出一个精确的髓内钉钉道，防止内侧撞击或骨折线分离，防止开口向外侧偏移。见图 44 ～图 46。

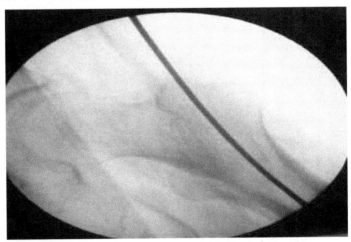

图 44　导针打入示意图

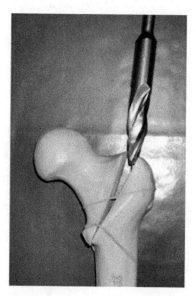

图 45　防止向外侧偏移、向外侧撞击或骨折线分离示意图

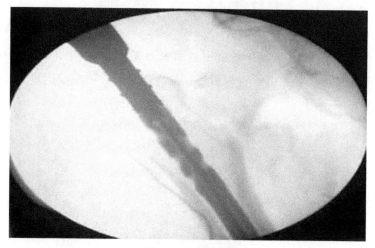

图 46　扩大髓腔

（5）防止复位丢失

开口点位于骨折线时，扩髓时会造成骨折向内移位，应顶压外侧壁。使用护套接触骨皮质，保护周围软组织，但在向内侧压套时，应避免开口扩大。见图 47。

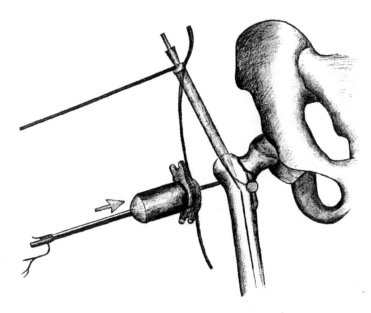

图 47　防止骨折内移，顶压外侧壁

（6）判断钉头方向

螺钉切出的尖顶距 TAD < 25 mm 时失败率接近零，TAD > 25 mm 时失败风险迅速增加。纯侧位片钉与股骨颈的方向一致，可减少反复实验性穿导针。见图 48～图 51。

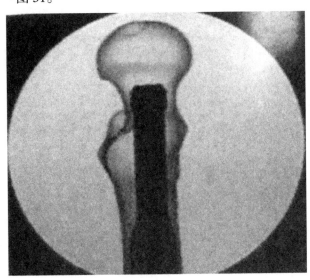

图 48　钉头方向正常

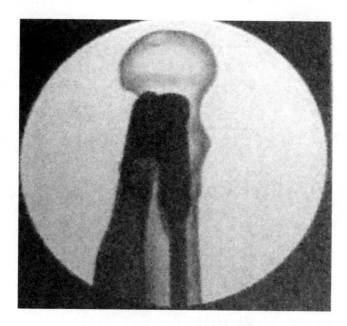

图 49　钉头方向异常，向两侧偏离

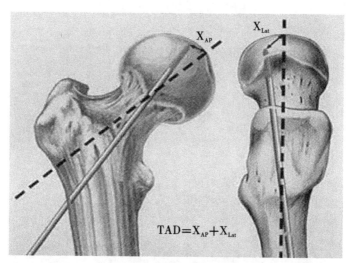

$$TAD = X_{AP} + X_{Lat}$$

图 50　螺钉切出尖顶距判断模型

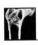

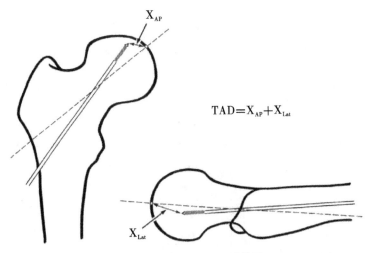

$$TAD = X_{AP} + X_{Lat}$$

图 51　螺钉切出尖顶距计算图

（7）防止髋内翻和进针点粉碎

主钉置入以后，向股骨颈置入导针时，为了减少髋内翻风险，应将颈干角控制在 130° 以上；置入导针时，适当过牵和适当外展。见图 52、图 53。

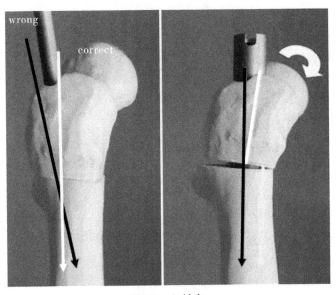

图 52　入针点

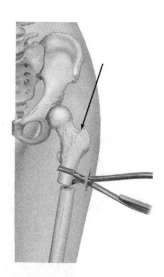

图53 近折端过度内收，有助于导针从进针点（箭头）插入

（8）扩髓

进针点附近劈裂或粉碎骨折，在扩髓时很可能导致骨折间隙过大，可加大牵引，维持在过牵状态下进行扩髓（见图54）。

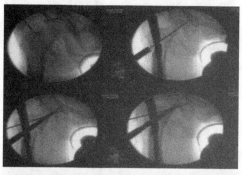

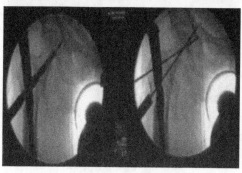

图54 牵引状态下进行扩髓

（9）插钉要求

应避免锤击，防止术中骨折；注意防止导钉的漂移造成主钉的外翻或头钉的内翻；纯侧位片钉与股骨颈方向一致，减少反复实验性穿导针。见图55。

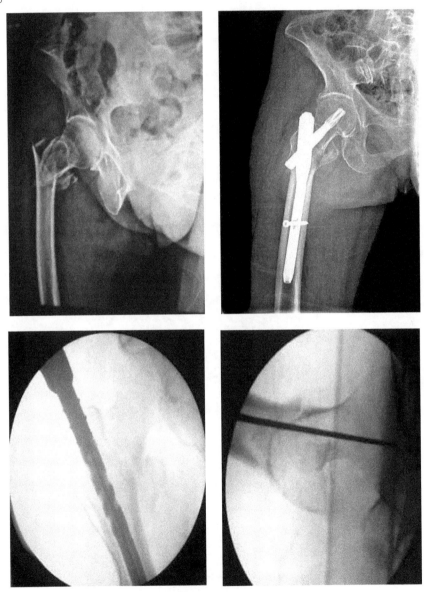

图55 插钉方式

4. 难复位型转子间骨折的复位技巧

①对于近端较大屈曲畸形，可以采用小切口顶棒直接复位的方式。见图56。

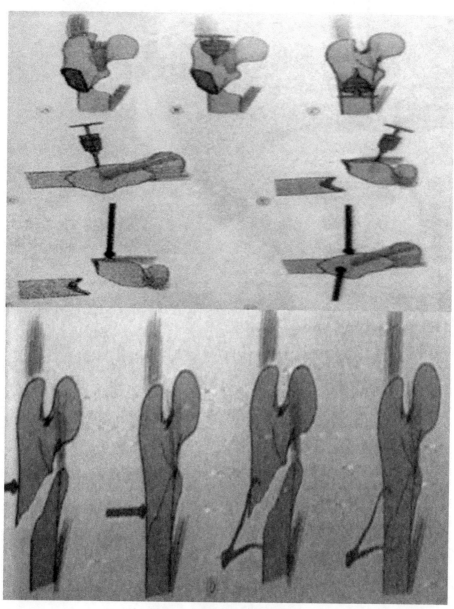

图56　小切口顶棒复位方式

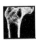

②对于侧位后成角较大的，可以采用托架或人工托起。见图57。

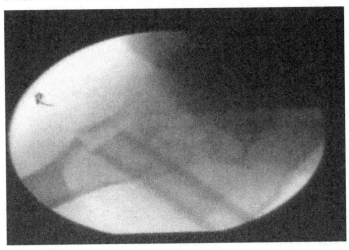

图57　托架托起

（3）对于远端内移，可以采用骨钩协助复位，或利用hoffmann拉钩和骨膜剥离器，或阻滞螺钉技术。见图58、图59。

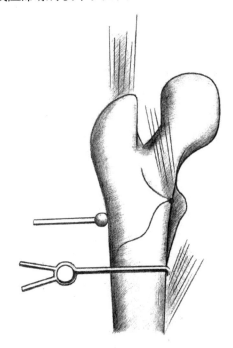

图58　远端内移复位

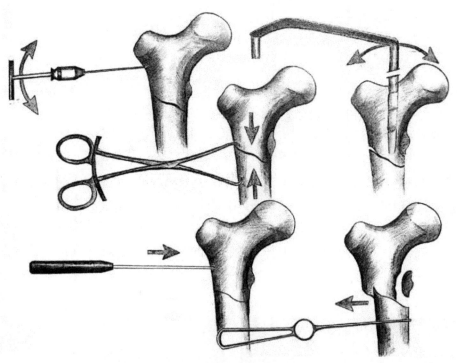

图 59　远端内移复位

5. 人工髋关节置换术

（1）人工关节置换术的适应证

①年龄在 80 岁以上。

②不稳定型骨折。

③有明显骨质疏松症。

④伤前髋、膝关节无明显活动受限者。

（2）优点

术后髋关节功能恢复快，患者早期可下地负重行走，减少长期卧床产生的并发症。

（3）缺点

股骨转子间骨折的愈合率很高，很少会引起股骨头坏死和骨不连。而对于老年患者而言，人工关节置换术创伤大，出血多，不利于患者的康复，如发生关节感染等并发症将是致命的打击。

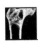
（4）手术方式

包括半髋置换假体（人工股骨头置换）、全髋置换假体。

6. 典型病例

患者，女，87岁，因跌伤致左髋部疼痛、活动受限6小时入院。专科检查：左髋部肿胀、压痛、外旋畸形，左下肢比右下肢短缩 2.5 cm。X线片提示：左股骨转子间骨折。诊断为：左股骨转子间骨折（AO分型：A3.3）。术前CT扫描和3D打印进一步了解骨折情况。手术方法：左股骨转子间骨折闭合复位PFNA内固定。术中在手术牵引床上取半截石位，患者上身内偏15°，下身内偏15°，牵引内旋直接复位，C臂透视确认位置满意后扩髓，在扩髓时可加大牵引，维持在过牵状态下进行扩髓，置入主钉，安装头钉和远端锁钉。术后1～3天患者在床上行左下肢主动活动，术后第5天在助行器帮助下，开始下床负重行走。1年后随访，左髋关节活动良好，行走正常。见图60～图65。

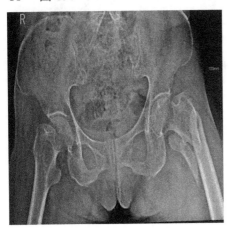

图 60　术前 X 线片显示左股骨转子间骨折

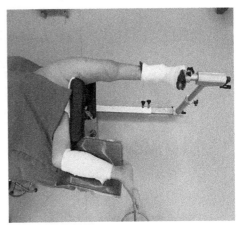

图 61　牵引复位

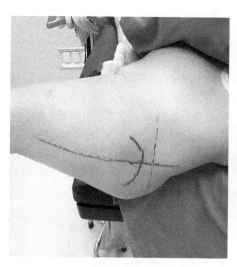

图 62　手术切口定位

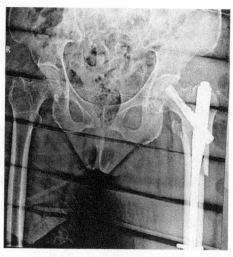

图 63　术后 X 线片

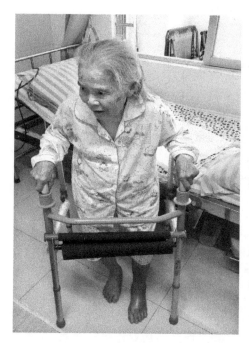

图 64　术后第 5 天在助行器保护下负重行走

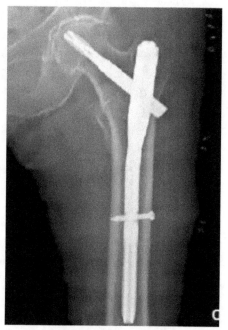

图 65　术后 1 年 X 线片

（苏瑞鉴　黄有荣）

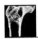

参考文献

[1] BES C, GÜVEN M, AKMAN B, et al. Can bone quality be predicted accurately by Singh index in patients with rheumatoid arthritis [J]. Clin Rheumatol, 2011, 31 (1): 85-89.

[2] BERRY S D, ZHU Y, CHOI H, et al. Diuretic initiation and the acute risk of hip fracture [J]. Osteoporos Int, 2013, 24 (2): 689-695.

[3] 杨萍, 路潜, 王晓丹, 等. 老年髋部骨折术后病人抑郁及康复状况的研究[J]. 护理管理杂志, 2012, 12 (3): 175-177.

[4] 张长青, 关俊杰. 髋部骨折治疗的现状与思考 [J]. 中国骨伤, 2012, 25 (10): 793-795.

[5] REIDER L, HAWKES W, HEBEL JR, et al. The association between body mass index, weight loss and physical function in the tear following a hip fracture [J]. J Nutr Health Aging, 2013, 17 (1): 91-95.

[6] 王满宜, 危杰. 股骨颈骨折临床研究的若干问题与新概念 [J]. 中华创伤骨科杂志, 2003, 5 (1): 5-9.

[7] PARKER M, JOHANSEN A. Hip fracture [J]. BMJ, 2006, 333 (1): 27-30.

[8] PARKER M J, WHITE A, BOYLE A. Fixation versus hemiarthroplasty for undisplaced intracapsular hip fractures [J]. Injury, 2008, 39 (7): 791-795.

[9] 李智勇, 陈伟, 张英泽, 等. 股骨颈骨折CT分型与临床关系的进一步研究 [J]. 河北医科大学学报, 2010, 31 (9): 1117-1119.

[10] 吕平成, 李浩鹏, 张国安, 等. 两种内固定技术治疗股骨转子间不稳定骨折疗效比较 [J]. 重庆医学, 2007, 36 (19): 2010-2012.

[11] 李海涛, 张战和. 老年股骨转子间骨折的手术治疗 [J]. 医学综述, 2010, 12 (16): 1842-1844.

[12] 肖海军, 薛锋. PFN与PFNA内固定治疗老年骨质疏松性股骨粗隆间骨折的比较研究 [J]. 中国骨与关节损伤杂志, 2010, 2 (4): 329-331.

[13] JENSEN J S. Classification of trochanteric fracture [J]. Acta Othop Scand, 1980, 51 (5): 803-810.

[14] MULLERLER M E, NAZARIAN S, KOCH P. The comprehensive classification of fractures of the long bone [M]. New York: Springer-Verlag, 1990.

[15] 胥少汀, 葛宝丰, 徐印坎. 实用骨科学: 第3版 [M]. 北京: 人民军医出版社, 2005.

[16] LIU Y J, XU B, LI Z Y, et al. Quantitative score system for the surgical decision on adult femoral neck.fractures [J]. Orthopedics, 2012, 35 (2): e137-143.

第四章 特殊髋部骨折的治疗

一、帕金森病的定义

帕金森病（PD）又称震颤麻痹，是由各种原因造成的，以黑质纹状体多巴胺神经元退变及纹状体多巴胺含量明显下降为基础，以静止性震颤、肌僵直和行动迟缓为主要表现的一组临床症候群，多好发于老年人。老年 PD 患者自我平衡和协调能力下降，容易跌倒而造成髋部骨折。一般早期帕金森病（Hoehn-Yahr Ⅰ～Ⅱ级）可选用左旋多巴、多巴胺受体激动剂、抗胆碱能药物（苯海索）、金刚烷胺、单胺氧化酶抑制剂、儿茶酚胺邻甲基转移酶抑制剂中的一种药物进行治疗。中期帕金森病治疗（Hoehn-Yahr Ⅲ级）应适当加大药物剂量或添加 DR 激动剂、司来吉兰等药物。晚期帕金森病治疗（Hoehn-Yahr Ⅳ～Ⅴ级），需多药联合治疗。

二、帕金森病合并髋部骨折的临床特点

①四肢肌张力病理性增强（尤以屈肌群显著）、肌肉僵直及静止性震颤，情绪激动或紧张时加剧，少数患者可合并抑郁、痴呆、言语障碍及直主神经功能紊乱现象。

②部分患者可因内收肌肌力过高牵拉出现内收畸形，疑似髋关节后脱位，经 X 线检查可明确诊断。

③骨折后引起的疼痛刺激患者，亦可使原有 PD 症状加重或诱发出现焦虑、抑郁、视幻觉等 PD 非运动症状。

三、术前评估和处理

①术前经相关科室会诊，及时给予规范的抗 PD 药物治疗，减轻帕金森

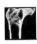

震颤症状，提高手术耐受力。避免使用已知会诱发或加重 PD 症状的药物，如 α–甲基多巴、神经安定剂（吩噻嗪类及丁酰苯类）、氟桂利嗪、利血平等。

②术前胫骨结节牵引，一方面能纠正患肢短缩、屈曲内收畸形，减轻疼痛；另一方面能对抗髋部肌肉强大的收缩力量，减轻内收肌群对断端的牵拉作用，有利于术中复位。

③术前应给予肌松药物以降低四肢肌张力，可降低复位难度及术中体位摆放困难。

四、麻醉方法选择

根据患者及手术情况需要合理选择麻醉方式，一般认为选择硬膜外麻醉为好，主要原因如下：

①硬膜外麻醉对 PD 的影响较小。PD 患者因呼吸肌强直、运动迟缓或自主运动不协调造成呼吸功能受损，常伴有肺不张、分泌物滞留、坠积性肺炎，全麻后有可能加重上述症状，拔管后出现喉肌痉挛和术后呼吸衰竭，加重患者痛苦。

②硬膜外麻醉避免了全麻药物和肌肉松弛药对震颤的掩盖，减少因药物相互作用而加重病情的可能，能更好地判断 PD 典型症状，有利于术中生命体征监测和及时调控，术后出现误吸危险较低，可短时间内恢复口服用药。

③全麻可使红细胞变形性减小，白细胞、血小板增多，黏附力增强，血液流动缓慢、淤滞，出现血液应激综合征，隐性血栓形成的可能性增加，有可能造成术中血栓脱落，增加手术风险。硬膜外麻醉对血液流变性质产生积极效应，可明显降低血液黏滞性而使红细胞变形性增加，有助于预防 DVT。

五、手术方法选择

① PFNA 是治疗股骨粗隆间骨折的有效方法，PFNA 属髓内固定系统，不暴露骨折断端，局部血供影响小，符合生物学固定原则。螺旋刀片强大的锚合力可有效防止骨折块旋转和塌陷，与钉板固定系统相比，抗拔除、抗切割能力明显提高，能满足坚强固定及早期功能活动的要求。研究表明，对于思维混乱或精神障碍、术后难以配合制动及功能锻炼、不能耐受长期卧床、不稳定股骨粗隆间骨折及严重骨质疏松患者，人工股骨头置换术是较合理的

替代代式，可满足患者早期活动的条件。

②对于股骨颈骨折者主要用人工股骨头置换。

③对于肌张力增高经肌松药物治疗效果不佳患者，为防止术后髋内翻或内固定失败，亦可在术中行内收肌止点松解术或选择性内收肌切断术。

六、术后处理要点

帕金森患者四肢肌张力增强伴肢体震颤引起髋关节屈曲、内收挛缩，部分严重患者可因肌震颤影响术后患肢制动，故极易引起内置物的松动，在药物配合治疗的同时应视情况给予皮牵引，维持患肢外展位制动。

①术后 1 周：主要以加强肌肉静力收缩运动和远端关节运动为主，包括股四头肌静力收缩、足趾自行活动、踝关节跖屈背伸、臀肌收缩等，防止形成 DVT。

②术后 2～3 周：无痛状态下的肌肉等张收缩和关节被动运动，可由陪护人员被动抬高患肢小腿 15°～30°，髋膝关节屈曲＜45°，做抬臀运动等。肌张力较高肢体僵硬患者切不可使用暴力，幅度不宜过大。

③术后 4～6 周：可适当半卧位坐起，逐渐过渡至床边坐位，进而扶拐下地患肢不负重，至术后 3 个月根据 X 线复查情况可逐渐负重，行走时必须有家属保护，防止摔倒造成继发性骨折。

第二节　精神病合并髋部骨折

一、精神病诊断标准

根据《中国精神障碍分类与诊断标准第 3 版（CCMD-3）》，将精神病分为精神分裂症、躁狂症、抑郁症 3 型。

二、精神病合并髋部骨折的特点

①因长期服用抗精神病药物导致骨质疏松，进而影响髋部骨折的愈合。

②股骨转子间骨折多为粉碎骨折。

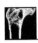

三、围手术期评估和处理

①详细了解患者的营养状况、肝肾功能、血液系统的情况，纠正电解质紊乱、心律失常、贫血、肝肾功能障碍、凝血机制异常等情况。

②向其所在精神病医院主管医生了解患者的发病规律，了解抗精神病药物的治疗效果，尤其是对重要脏器的影响。

③在住院期间，要求当地精神病医院派驻医生和护工，维持患者精神疾病的治疗和管理。

④术后要避免应用引起肝肾功能损伤的药物，酌情减量，尽可能地减少用药时间。

四、麻醉方法选择

①对于精神分裂、躁狂、兴奋、幻觉、妄想或木僵样反应的发病期患者，不能主动配合麻醉手术的，宜选用气管插管全身麻醉。

②对术前患者的精神状况进行准确评估，明确精神药品的使用方法和使用剂量，一般保持常规用药至术前。如与麻醉镇静药品可能有协同或递加作用的，麻醉术前用药及术中诱导应考虑减少或不用类似药品。

③安定具有抗焦虑、抗抽搐、肌肉松弛和镇静催眠的作用，术前适当应用可以减轻患者的不良应激反应。阿托品、东莨菪碱为副交感神经阻滞药，有增强抗精神病药的抗胆碱作用，可引起中枢性抗胆碱症候群，故术前不宜应用。

五、手术方法选择

精神病患者股骨转子间骨折宜行 PFNA 固定或骨水泥型人工股骨头假体置换，而股骨颈骨折者选择骨水泥型人工股骨头假体。

第三节　脑卒中后髋部骨折

一、脑卒中骨折特点

①脑卒中后患者普遍存在平衡及认知障碍等症状。

②脑卒中偏瘫侧肢体的骨密度显著降低，偏瘫侧上肢与股骨近端是最易发生骨丢失的部位。脑卒中后偏瘫侧肢体骨盐的丢失在第1个月即开始，以后逐渐增加，并在第3或第4个月达到高峰。

③偏瘫侧肢体骨质疏松的进展与跌倒风险的增加使髋部骨折的风险升高。62%～82%的患者髋部骨折发生在偏瘫侧，发生率显著高于健侧。除脑卒中后患肢骨质疏松进一步加重外，与患侧下肢无力导致患者容易向偏瘫侧跌倒亦存在密切关系。

④合并症高，约95%的患者合并高血压、糖尿病、冠心病等疾病。

⑤因脑卒中后偏瘫侧肢体同时存在感觉障碍，故发生偏瘫侧髋部骨折时患者感到肢体无力加重，而疼痛不明显，甚至无疼痛，容易漏诊或误诊。

二、治疗要点及注意事项

1. 了解偏瘫侧髋关节的特点

①偏瘫患者外展肌力减弱，动态平衡被打破，关节失衡，正常行走困难。

②偏瘫后肌张力增强，但肌力下降，肌肉萎缩，关节周围肌肉挛缩明显，尤其是内收肌挛缩明显，多可触及明显的条索状。

③股骨头中心到髋关节外展肌的力臂距离较其到身体重心的距离短，使髋外展肌的作用在动态平衡中处于劣势。

2. 恢复偏瘫髋关节周围软组织平衡

①术前应用模板仔细测量，得出健侧偏心距及股骨颈的长度，术中可增加假体股骨颈长度，从而增加股骨偏心距，同时也可通过减少股骨颈截骨量来达到目的。但术前仍需参考健侧股骨上端形态，根据对比结果采用适合于患者的假体，而不是一味地靠增加偏心距的方法来实现关节稳定性。

②偏瘫患者髂腰肌挛缩，外展困难，术中触及小转子，可于小转子处切断髂腰肌，减少外展肌的对抗力，从而增加外展肌力作用。

③偏瘫的患者由于患髋肌力下降及软组织松弛，人工关节置换术后发生关节脱位的可能性较高。因此术中要完全缝合关节囊，将切断的外旋肌群用粗丝线缝合修复，以增强关节的后稳定性，将自大转子上切断的软组织重新缝合大粗隆，把假体的前倾角适当加大5°～10°，以增加髋关节稳定性，借以减少假体术后发生脱位的概率。

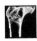
3.评估肌力情况

髋关节稳定性对周围肌肉力量的要求较高，如果肌力低于Ⅲ级，置换后假体周围不能形成有效的软组织保护，无法恢复髋关节稳定，不能对抗重力，会增加关节脱位的发生率。因肢体骨折疼痛，肌力无法检测，可通过评测患侧上肢肌力来评估下肢情况。此外，应仔细询问伤前患者的行走及活动情况，评估肌力情况。

4.选择治疗方法

股骨转子间骨折用 PFNA 固定或人工关节置换，而股骨颈骨折则行人工关节置换术。

①对于非偏瘫患者行人工关节置换，应用生物型人工关节。

②对于偏瘫患侧肢体因骨质疏松及自身疾病特点的不断发展，应用生物型假体则容易发生早期松动和关节疼痛，应多应用骨水泥假体。

③术前活动少、要求低的患者，采用骨水泥型人工双动股骨头置换的效果较好；对于肌力较好、术前活动多、骨质条件好的患者，可以采取人工全髋关节置换。

④正常股骨颈干角在 125°～135°之间，使用颈干角为 135°的股骨柄假体只有 40% 股骨偏心距得到了重建，而使用颈干角为 132°的股骨柄假体可以使偏心距增大，较好地恢复患者偏心距，从而增大了外展肌力臂。

第四节　慢性肾功能不全合并髋部骨折

一、慢性肾功能不全合并髋部骨折的特点

①显著的骨质疏松：慢性肾功能不全的患者因肾脏羟基化作用受到干扰，导致血浆 1,25- 二羟基维生素 D_3 水平下降，影响肠道中的钙吸收，刺激甲状旁腺激素分泌，加之磷排泄以及甲状旁腺激素吸收等障碍，最终造成高磷血症和低钙血症，导致患者发生骨质疏松。

②合并多种内科疾病，如肾功能衰竭透析人群中髋部骨折的发病率大约是正常人群的 4.4 倍。

二、围手术期处理要点

①通过全面系统地检查评估患者的全身状况。

②慢性肾功能不全的患者的血肌酐、尿素氮、钾离子、磷离子浓度往往增高，而血红蛋白和血小板浓度降低，大大增加了麻醉和手术的风险。因此术前需进行规律而有效的血液透析，并于手术前 1 天再进行 1 次血液透析，以改善其肾功能，缓解水钠潴留，纠正高血钾，同时积极治疗肾性贫血及营养不良，以提高患者对手术的耐受性。

③吸入性麻醉剂一般不经过肾脏排泄，对合并慢性肾功能不全的患者较为安全，但对于合并呼吸系统疾病、肺功能较差的患者可选择椎管内麻醉。

④肾功能衰竭透析患者围手术期病情复杂，临床指标变化快，需要多次反复检测。

⑤因长期透析使用肝素，围手术期的出血倾向同样需要关注。

⑥手术治疗早期并发症多见于感染、出血倾向等，可能与免疫力下降及透析患者的重复感染有关。

三、治疗方法选择

股骨粗隆间骨折用 PFNA 固定或人工股骨头置换，而股骨颈骨折行人工股骨头置换术。

（苏瑞鉴　黄有荣）

参考文献

［1］曹雷.帕金森病的麻醉［J］.中国实用医药，2008，3（26）：181-182.

［2］杨丹晓，谢闻，刘少玲.普拉克索联合左旋多巴／苄丝肼治疗晚期帕金森病的疗效观察［J］.中国基层医药，2011，18（9）：1186-1187.

［3］叶建文.美多巴合用泰舒达治疗帕金森患者临床疗效研究［J］.中国医药导刊，2012，14（10）：1787-1788.

［4］郑华，田玉科.帕金森病患者手术的麻醉处理［J］.临床外科杂志，2009，1：181-182.

［5］衣玉胜，殷积慧，王世端.帕金森病患者手术的麻醉处理［J］.中国医师进修杂志，2009，29（4）：73-74.

［6］王心宽，冯国英，郭盛君，等.股骨粗隆间骨折分型与内固定方法的选择［J］.中国骨与关节损伤杂志，2007，22（10）：814.

［7］李宏键，刘伟，李宗勇.帕金森病合并股骨颈骨折14例治疗体会［J］.中国全科医学，2007，10（6）：485.

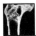
［8］CHAN K C，GILL G S. Cemented hemiarthroplasties for elderly patients with intertrochanteric fractures［J］. Clin Orthop Relat Res，2000（371）：206-215.

［9］黄河，王黎明，桂鉴超，等.人工股骨头置换及动力髋螺钉治疗股骨粗隆间骨折的比较分析［J］.中国矫形外科杂志，2007，15（12）：896-897.

［10］中华医学会精神科分会.中国精神障碍分类与诊断标准：3版［M］.济南：山东科学技术出版社，2001.

［11］邱开封，陈如冰，邹翘璇，等.精神病人伴骨折与正常骨折患者的骨矿物质含量对照研究［J］.河北医学，2006，12（3）：216-218.

［12］刘俊杰，赵俊.现代麻醉学［M］.北京：人民卫生出版社，1997.

［13］CAMPBELL G B，MATTHEWS J T. An integrative review of factors associated with falls during post-stroke rehabilitation［J］. J Nurs Scholarsh，2010，42（4）：395-404.

［14］MYINT P K，POOLE K E，WARBURTON E A. Hip fractures after stroke and their prevention［J］. QJM，2007，100（9）：539-545.

［15］张福金.偏瘫患者的骨折和康复［J］.国外医学：物理医学与康复学分册，2000，20（2）：87-88.

［16］凌云，蔡斌，许伟国.人工关节置换治疗偏瘫后患侧股骨颈骨折临床分析［J］.中国骨与关节损伤杂志，2006，21（10）：818-819.

［17］陈小路，彭昊.人工关节置换术治疗老年股骨颈骨折138例［J］.中国中医骨伤科杂志，2008，16（10）：35-36.

［18］倘艳锋，阮诚.人工关节置换术治疗偏瘫侧股骨颈骨折［J］.中医正骨，2013，25（11）：49-52.

［19］冯明利，沈惠良，雍宜民，等.人工关节置换治疗老年脑血管意外偏瘫侧股骨颈骨折［J］.中华骨科杂志，2004，24（4）：199-202.

［20］LEONARD M B. A structural approach to skeletal fragility in chronic kidney disease［J］. Semin Nephrol，2009，29（2）：133-143.

［21］URETEN K，OZTÜRK M A，OZBEK M，et al. Spontaneous and simultaneous rupture of both achilles tendons and pathological fracture of the femur neck in a patient receiving long-term hemodialysis［J］.Int Urol Nephrol，2008，40（4）：1103-1106.

［22］JOHAL K S，BOULTON C，MORAN C G. Hip fractures after falls in hospital：a retrospective observational cohort study［J］.Injury，2009，40（2）：201-204.

［23］ALEM A M，SHERRARD D J，GILLEN D L，et al. Increased risk of hip fracture among patients with end-stage renal disease［J］.Kidney Int，2000，58（1）：396-399.

［24］BLACHA J，KOLODZIEJ R，KARWANSKI M. Bipolar cemented hip hemiarthroplasty in patients with femoral neck fracture who are on hemodialysis is associated with risk of stem migration［J］. Acta Orthop，2009，80（2）：174-178.

［25］HIMMELFARB J. Hemodialysis complications［J］. Am J Kidney Dis，2005，45（6）：1122-1131.

第五章　老年髋部骨折的中医药治疗

第一节　围手术期中药治疗机制

老年髋部骨折患者气血渐虚，肝肾功能不足，脏腑功能减弱，易受到外伤打击和手术创伤，以致气血更虚，同时兼有骨脉受损、气滞血瘀，这是老年髋部骨折患者围手术期的主要病机。近年来，多项研究表明中医药治疗在老年髋部骨折围手术期具有一定的临床价值。

一、抗血凝功能

髋部骨折术后并发症成因复杂，血凝功能亢进是其诱因之一。活血化瘀类中药能够减少血小板集聚，降低血浆 D-二聚体水平，抑制凝血酶原活性，从而达到抗血凝的目的。

二、提高骨密度功能

根据"肾主骨，生髓"理论，运用补肾益髓类中药可以提高 BMD，增强骨骼强度，从而增强机体抵御外界伤害的能力，如茯苓、淫羊藿、女贞子、熟地黄、白芍、山药、大枣等中药可以改善骨微观结构、提高 BMD、促进骨愈合。

三、保护术后肠功能

术后人体的应激反应、血凝功能亢进，长期卧床引起的缺血缺氧会损害患者肠道功能。中药治疗能降低内毒素（LPS）、血浆二胺氧化酶（DAO）水平，保护患者术后肠功能。

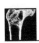

第二节　围手术期中药治疗应用

一、改善胃肠功能

老年患者胃肠功能下降，手术创伤后易出现腹胀、食欲不振、便秘等胃肠道症状。中医认为，术后患者大多气血亏虚伴有气滞血瘀，因此在常规处理的同时加用补益气血、活血化瘀的方法可以取得更好的疗效。中药治疗可短期有效地恢复患者术后胃肠功能，促进进食，改善便秘。

二、防治下肢深静脉血栓形成

中医认为，老年髋部骨折术后形成 DVT 的病机为气血瘀滞、脉络壅阻，通过活血化瘀的方法可以有效预防，但同时也应兼顾患者术后气血虚弱的特点，如在应用抗凝药物基础上加用益气活血方，常见有口服桃红四物汤：桃仁、红花、地黄、川芎、当归、芍药。

三、防治术后谵妄

中医认为，通过疏肝解郁、养血活血的方法，可有效预防老年髋部骨折术后出现的谵妄等情志疾病。如应用疏肝解郁汤，处方为柴胡 12 g、香附 10 g、枳实 12 g、白芍 18 g、白术 15 g、黄连 6 g、吴茱萸 3 g、郁金 15 g、半夏 15 g、厚朴 9 g、炙甘草 5 g、木香 15 g、党参 5 g。根据患者病情随症加减：①舌苔薄黄、易怒者，加牡丹皮 10 g、栀子 10 g；②舌苔黄腻、胆胃蕴热者，加炒薏苡仁 15 g、蒲公英 30 g；③呃逆者，加代赭石 30 g（包）、旋覆花 10 g（包）；④嘈杂者，加海螵蛸 30 g；⑤完谷不化者，加焦三仙各 6 g、鸡内金 10 g（冲），加舒血宁注射液静脉滴注。

四、治疗术后非感染性发热

中医认为，全髋关节术后非感染性发热的原因主要有气滞血瘀化热、气血虚弱化热、阴虚发热、暑湿发热等，以气血亏虚、气滞血瘀者为主，可应用补阳还五汤（生黄芪、当归尾、赤芍、川芎、地龙、桃仁、红花）加减治疗，或应用复元活血汤治疗，处方为柴胡 15 g、瓜蒌根 12 g、当归 10 g、红花 10 g、甘草 6 g、穿山甲 10 g、桃仁 12 g、牛膝 10 g。辨证加减：①血瘀阳明者，加枳实 6 g、厚朴 6 g；②血瘀少阳者，加川芎 6 g、丹皮 6 g、栀子 6 g；③气阴两虚者，加麦冬 10 g、石斛 10 g；④血虚发热者加熟地黄 20 g、白芍 10 g、川芎 10 g。

五、促进骨折愈合

中医药促进骨折愈合的主要机制是改善局部血液循环，加速血肿的吸收、机化，促进骨折处钙盐沉积，刺激骨形态发生蛋白（BMP）、转化生长因子-β（TGF-β）等骨生长因子的分泌与合成等。从中医辨证来看，老年髋骨骨折患者大多肝肾亏虚，骨脉失于濡养，在活血化瘀、接骨续筋的主方中加用补益肝肾的药物。

六、治疗骨质疏松

中药治疗骨质疏松与西药抗骨质疏松有类似的作用机制，均能使患者的血钙上升、血磷及碱性磷酸酶浓度降低。运用中医骨伤三期辨证治疗，早期活血化瘀；中期和营生新；后期补益肝肾，并配合中药外敷。在患者骨折愈合期间长期用药，远期疗效好。

七、治疗术后疲劳综合征

老年髋部骨折术后，出于机体自我保护的目的，人体分解代谢加快，如受糖尿病、胃炎或营养支持不够等影响因素，会出现体重下降、失眠、注意力不集中等症状，即术后疲劳综合征。目前，此病的发病机制尚未完全明了，西医的治疗手段较为局限，而中医药在这领域已取得一定成果。如用中药（山药 10 g、党参 20 g、茯苓 10 g、白术 10 g、砂仁 6 g、牛膝 13 g、薏苡仁 25 g、丹参 20 g、甘草 5 g 等）综合治疗，可促进患者恢复。

八、治疗术后肺部感染

患者术后体质虚弱，无力咳痰外出，痰液积聚于气管，导致肺部感染的发生。中医运用二陈汤、三子养亲汤，随证加减，并结合抗生素、物理疗法

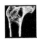

等综合治疗，可提高治疗效果。

九、治疗尿潴留

西医治疗尿潴留的弊端是需长期反复的插管，虽然可以有效缓解患者的症状，但是增加了尿路感染的风险。中医治疗尿潴留，无须插管，是一种经济、安全、有效的治疗方法。针刺治疗老年髋部骨折术后尿潴留患者，取关元、中极、气海、双侧三阴交等穴位，留针30 min，其间每隔10 min行针1次，出针后用新鲜的姜片隔姜灸，2～5壮/次，以局部皮肤出现红润为度，疗效可令人满意。或以苓桂术甘汤为主方，随证加减，治疗尿潴留有较好效果。

十、治疗术后便秘

骨折术后患者长期卧床，胃肠蠕动减缓，易出现便秘等症状，增加患者生理和心理负担。西医治疗主要是以导泻为主，配合药物治疗，但是药物容易产生副作用。而中医治疗方法灵活，疗效显著。如运用中药局部热敷，或取中脘、天枢、气海、上巨虚等穴，局部按摩治疗老年髋部骨折术后便秘患者，可有效预防或减少术后便秘的发生。

（黄有荣　章晓云）

参考文献

[1] 刘军，万豫尧，蔡德珺，等.益气活血法对提高老年髋部手术围手术期安全性的回顾性分析[J].中国中西医结合杂志，2006，26（6）：493-496.

[2] 曾明，李亚林.健脾升降法治疗术后便秘56例[J].福建中医药，2011，42（3）：36.

[3] 严郁，刘可欣，唐尧.抗凝药物在静脉血栓栓塞药物治疗中的临床研究进展[J].中国药师，2011，14（11）：1671-1673.

[4] 王凤英，李良业，孙群周，等."益气活血方"预防髋部骨折术后深静脉血栓129例临床研究[J].江苏中医药，2011，43（6）：28-29.

[5] 卢敏，王林华.中医药防治下肢深静脉血栓形成临床疗效的Meta分析[J].中医正骨，2010，22（3）：26-30.

[6] 吴坚，刘冀红，刘明轩，等.舒血宁注射液预防老年骨折患者术后谵妄的疗效[J].上海医学，2010，33（5）：472-473.

[7] 庄素芳.疏肝解郁汤并心理干预治疗高龄髋部骨折患者围手术期焦虑情绪的临床研究[J].中国农村卫生事业管理，2012，32（1）：97-98.

［8］耿捷，高书图，赵祚塨.中医药在骨科术后非感染性发热的应用探析［J］.中医药导报，2010，16（9）：82-83.

［9］刘立云，王璘琳，高书图.补阳还五汤加减治疗全髋关节置换术后非感染性发热12例［J］.中医药导报，2012，18（2）：57-58.

［10］赵雪圆，房纬.复元活血汤治疗骨科术后非感染性发热［J］.中国骨伤，2007，20（8）：547-548.

［11］吴淮，刘文刚.健脾活血法治疗老年髋部骨折术后疲劳综合征疗效观［J］.中国社区医师：医学专业，2010；12（16）：139.

［12］彭翠宁，王鹏.老年患者骨科术后并发坠积性肺炎58例[J].陕西中医学院学报,2010,33(5).37-38.

［13］张红梅，魏华.针刺配合隔姜灸治疗老年髋部骨折术后尿潴留［J］.中医正骨，2009，21（9）：70.

［14］黄伟明，刘毅.苓桂术甘汤加减治疗老年髋部骨折术后尿潴留32[J].新中医,2008,40(7):86-87.

［15］吕存贤，童培建.补阳还五汤对高龄髋部骨折术后谵妄的治疗作用［J］.中医正骨，2010，22（1）：15-17.

［16］何婉芳，曾文磊，欧阳意霞，等.中药封包熥络疗法预防髋部骨折术后便秘的效果观察［J］.护理学报，2012，19（9B）：59-60.

［17］谢秀彩.穴位按摩防治全髋关节置换术后便秘30例疗效观察［J］.新中医,2012,44(4):90-91.

第六章　老年髋部骨折的功能评价

老年髋部骨折的治疗方法很多，但均是以恢复患者骨折前的功能状态为治疗的最终目标。如何评价患者是否恢复到骨折前的功能状态，仍缺乏一个细化的标准工具。

一、临床评价

老年髋部骨折的临床评价包括放射学的骨折对位、对线和愈合情况，人工关节安装的位置、力线和稳固情况，体格检查的肌力、关节活动度和步态情况等指标。但骨折愈合或假体位置良好并不等同于患者的功能良好。

二、功能评价

功能评价主要由患者自己评判的治疗效果，如是否能恢复到以前的身体状态、生活状态、工作状态、角色状态、精神状态和社会状态等。

目前由患者自我评定其整体健康状况或良好状态的评分量表有以下几种。

1. SF-36（Short Form 36，共 36 问）

SF-36 即健康调查量表，通过评价健康相关生命质量的 8 个方面，分属生理健康和心理健康两大类，即生理功能（PF）、生理职能（RP）、躯体疼痛（BP）、总体健康（CH）、活力（VT）、社会能力（SF）、情感职能（RE）、精神健康（MH）等，共 36 问。

2. SIP（Sickness Impact Profile，共 136 问）

SIP 是用于测量生命质量的工具，共 136 问。该工具的评价较复杂，一般分为两类：普通用生命质量量表和专科（病）用生命质量量表，分数越高代表生命质量越好，其中专科（病）生命质量量表有哮喘生命质量量表、关节炎影响评估量表、癌症患者生活功能指数等。

3. QWB（Quality of Well-Being Scale）

QWB 为健康相关生命质量表，是较令人信服的卫生保健的测量表，主要用于大量的人口健康相关的横向调查和纵向调查。与其他健康评估方法不同，QWB 评估通常包括感知觉、角色功能、社会功能、自我感觉良好，有时也包括测定精神状态、性功能、生活满意程度和环境。它的评估不仅包括了多方面的健康状态的综合评估，如生理、心理、社会等方面的，还包括了患者自我感觉良好的评估。

4. FIM（Functional Independence Measure）

FIM 为功能独立性测量，设计原则是建立可综合反映患者功能及独立生活能力，评估和比较患者残疾严重程度，评估各阶段治疗效果，可纵向随访，简便易行，各种评估者均可操作，不受单位、专业和条件限制的残疾测定方法。在日常康复工作中 FIM 评估也有助于确定患者所需护理量或帮助时间，预测康复后果及出院目的，针对选择治疗方案，确定住院时间，节约康复费用。同时还可以用于确定康复疗效，验证治疗方案和方法的有效性。但该方法操作过程较为复杂，在老年患者中难以实现。

5. BI（Barthel index）

BI 即巴塞尔指数，是对患者日常生活活动的功能状态进行测量，个体得分取决于对一系列独立的行为的测量，总分范围从 0 ~ 100。测试包括穿衣、进食、洗澡、控制大小便、上厕所、平地行走等内容。测试分值越高，表明患者日常生活活动能力越好。

6. 其他评估量表

其他评估量表还有 Nottingham Health Profile（共 45 问）、MFA（Musculoskeletal Functional Assessment，共 100 问，以及 Short FMA（共 40 问）等。

上述自我评定法均较复杂，项目繁多，老年人使用较困难。因此，临床应用受到限制。而针对全髋关节置换术的 Harris 评分（见表 25），是由医务人员评定的，且疼痛症状占很大的比重（44%），对老年髋部骨折的功能评价也不够专业。目前，临床上应用较多的为功能恢复量表（Functional Recovery Scale，FRS），即 Zuckerman 测评量表。

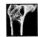

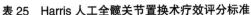

表25　Harris人工全髋关节置换术疗效评分标准

行走能力得分		
日常活动	功能表现及程度	得分（分）
上楼梯	一步一阶，不用扶手	4
	一步一阶，用扶手	2
	用某种方法能上楼	1
	不能上楼	0
交通	有能力乘坐公共交通工具	1
坐椅子	在任何椅子上坐1 h而无不适	5
	在高椅子上坐1.5 h而无不适	3
	坐任何椅子均不舒服	0
穿鞋袜	穿袜、系鞋带方便	4
	穿袜、系鞋带困难	2
	不能穿袜、系鞋带	0
跛行	无跛行	11
	稍有跛行	8
	中等跛行	5
	严重跛行	0
行走辅助（平稳舒适行走）	不需辅助	11
	单手杖长距离行走	7
	多数时间用单手杖	5
	单拐	3
	双手杖	2
	双拐	0
	完全不能行走（必须说明原因）	0
行走距离	不受限	11
	6个街区	8
	2～3个街区	5
	室内活动	2
	卧床或坐椅（轮椅）	0

续表

行走能力得分		
日常活动	功能表现及程度	得分（分）
畸形	无下列畸形	4
	A 固定的挛缩畸形＜30°	3
	B 固定的内收畸形＜10°	2
	C 固定的伸展内收畸形＜10°	1
	D 肢体短缩＜3.2 cm	0
活动范围得分		
活动范围	指数值（活动度与相应的指数相乘）	得分（分）
前屈	（0°～45°）×1.0	
	（46°～90°）×0.5	
	（91°～110°）×0.3	
外展	（0°～15°）×0.8	
	（16°～20°）×0.3	
	＞20° ×0	
伸展内旋	（0°～15°）×0.4	
	＞15° ×0	
内收	（0°～15°）×0.2	
活动范围总分	指数值的和乘 0.05	
疼痛程度得分		
疼痛程度	表现	得分（分）
无	无或可忽视	44
弱	时有隐痛，不影响活动	40

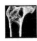

续表

疼痛程度得分		
疼痛程度	表现	得分（分）
轻度	轻度疼痛，日常活动不受影响，过量活动后可有中度疼痛，服用阿司匹林	30
中度	可忍受，日常活动稍受限，能正常工作，服用比阿司匹林强的止痛剂	20
剧烈	活动严重受限	10
病废	卧床仍有剧痛，跛行；长期卧床	0
总分		

注：Harris 评分满分为 100 分，90 分以上为优，80～90 分为良，60～79 分为中，60 分以下为差。

三、功能恢复量表（FRS）

功能恢复量表（FRS），是一个针对老年人髋部骨折，适合其自我评定、简单可靠的功能评分系统，具有实用价值。

（一）方法

Zuckerman 等研究确认了 5 类 16 项与老年髋部骨折后日常生活质量有关的指标，即：①独立完成基本性日常生活活动（B-ADL）的能力；②独立完成工具性日常生活活动（I-ADL）的能力；③独立行走的能力；④无痛；⑤良好的记忆能力。Zuckerman 等剔除 5 项指标后，确定 11 个指标的权重，经统计和综合计算，满分为 100 分，其中，基本性日常生活活动项目占总分的 44%，工具性日常生活活动项目占总分的 23%，行走项目占总分的 33%（见表 26～表 28）。

$$B-ADL =（吃＋穿＋洗＋卫）/16×44\%$$

$$I-ADL = \frac{（买菜＋做饭＋洗衣＋做家务＋理财＋乘车）}{24}×23\%$$

$$Walking = \frac{行走}{7}×33\%$$

FRS（满分 100）=B-ADL ＋ I-ADL ＋ Walking

（1）评定基本性日常生活活动

①自己独立吃饭的能力；②独立穿衣的能力；③独立如厕的能力；④独立洗澡的能力。

（2）评定工具性日常生活能力

①自己独立购买食品的能力；②独立准备食物的能力（下厨）；③独立处理银行和财务的能力（用钞）；④独立做简单家务的能力；⑤独立洗衣的能力；⑥独立使用公共交通工具或进出轿车、出租车的能力。

（3）评定独立行走能力

①独立在室外行走的能力；②独立在室内行走的能力；③独立完成床椅转移和椅床转移的能力；④独立上一段或多段楼梯的能力。

（4）评定疼痛

由患者根据自我感受来确定。

（5）评定记忆力

以询问患者能否记起几天前发生的事情来确定。

表 26　Zuckerman 功能测评量表

序号	指标	评分（分）
B-ADL 基本性日常生活活动能力		
1	吃饭	0　1　2　3　4
2	穿衣	0　1　2　3　4
3	如厕	0　1　2　3　4
4	洗澡	0　1　2　3　4
I-ADL 工具性日常生活活动能力		
5	购买食品	0　1　2　3　4
6	做饭	0　1　2　3　4
7	做简单家务	0　1　2　3　4
8	洗衣	0　1　2　3　4
9	银行理财	0　1　2　3　4
10	乘车	0　1　2　3　4
Walking 步行		
11	行走能力	1　2　3　4　5　6　7

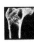

表 27　ADL 评分标准表

标准	评分（分）
完全不能，全靠别人帮助	0
能完成部分，但需别人具体帮助（直接身体接触）与指导才能完成	1
在别人从旁指导下可以完成，部分活动尚需使用辅助器具后才能独立完成	2
不需别人帮助和指导，但动作的速度、意欲、持久力和安全方面存在明显困难	3
能正常独立完成	4

表 28　行走能力评分标准

标准	评分（分）
不能行走（轮椅或卧床）	1
用步行器或拐杖在室内行走	2
用拐杖在室内行走	3
能独立在室内行走	4
用步行器或拐杖能在居住小区内行走	5
用拐杖能在居住小区内行走	6
能独立在居住小区内行走	7

（二）FRS 特点

①短小简洁，使用方便；②可电话随访测评，应答率高；③患者能自我评定打分；④对日常生活活动的评定有一定的深度；⑤对功能变化的敏感性、预测力、辨别力和可靠性均较好。

（三）FRS 临床意义

①可作为老年髋部骨折不同治疗手段的结局评价方法；②能将骨折前的功能评分与骨折后的功能恢复联系起来，判别危险因素；③能发现骨折后功能评分低的特殊亚群（如伴有心脏病、脑卒中后遗症等），有针对性地筛选、探讨新的治疗方法；④从功能恢复的角度来探讨符合花费 – 效益比的最佳治

疗策略，更加合理地使用和节约有限的医疗卫生资源。

参考文献

［1］EGOL K A，KOVAL K J，ZUCKERMAN J D，et al. Functional recovery following hip fracture in the elderly ［J］. J Orthop Trauma，1997，11（8）：594-599.

［2］ZUCKERMAN J D，KOVAL K J，AHARONOFF G B，et al. A functional recovery score for elderly hip fracture patients：I. Development ［J］. J Orthop Trauma，2000，14（1）：20-25.

［3］ZUCKERMAN J D，KOVAL K J，AHARONOFF G B，et al. A functional recovery score for elderly hip fracture patients：II.Validity and reliabillty ［J］. J Orthop Trauma，2000，14（1）：26-30.

［4］KOVAL K J，SKOVRON M L，AHARONOFF G B，et al. Predictors of functional recovery after hip fracture in the elderly ［J］. Clin Orthop，1998（348）：22-28.

［5］AHARONOFF G B，IMMERMAN I，ZUCKERMAN J D. Outcomes after hip fracture ［J］. Tech Orthop，2004，19（3）：229-234.

［6］AHARONOFF G B，BARSKY A，HIEBERT R，et al. Predictors of discharge to a skilled nursing facility following hip fracture surgery in NewYork State ［J］. Gerontology，2004，50（5）：298-302.

［7］RICHMOND J，AHARONOFF G B，ZUCKERMAN J D，et al. Mortality risk after hip fracture ［J］. J Orthop Trauma，2003，17（1）：53-56.

［8］张世民，袁锋，俞光荣，等.老年髋部骨折的功能恢复测评量表［J］.中国矫形外科杂志，2005，20（13）：1525-1527.

［9］KOMATSU M，NEZU S，TOMIOKA K，et al. Factors associated with activities of daily living（ADL）in independently living elderly persons in a community：a baseline examination of a large scale cohort study，Fujiwarakyo Study ［J］. Nihon Eiseigaku Zasshi，2013，68（1）：22-32.